Vitiligo

¿Por qué yo?

Este libro está basado en una historia real pero los nombres de los lugares y personajes han sido cambiados para finalidades de la narración.

Vitiligo

¿Por qué yo?

Luis E. Nava

Número de Control de la Biblioteca del Congreso de EE. UU.:   2014901723
ISBN: Tapa Dura   978-1-4633-7814-1
                    Tapa Blanda   978-1-4633-7816-5
                    Libro Electrónico   978-1-4633-7815-8

La información, ideas y sugerencias en este libro no pretenden reemplazar ningún consejo médico profesional. Antes de seguir las sugerencias contenidas en este libro, usted debe consultar a su médico personal. Ni el autor ni el editor de la obra se hacen responsables por cualquier pérdida o daño que supuestamente se deriven como consecuencia del uso o aplicación de cualquier información o sugerencia contenidas en este libro.

Este libro fue impreso en los Estados Unidos de América.

Fecha de revisión: 29/01/2014

Para realizar pedidos de este libro, contacte con:
Palibrio LLC
1663 Liberty Drive
Suite 200
Bloomington, IN 47403
Gratis desde EE. UU. al 877.407.5847
Gratis desde México al 01.800.288.2243
Gratis desde España al 900.866.949
Desde otro país al +1.812.671.9757
Fax: 01.812.355.1576
ventas@palibrio.com
529516

A mi hija **Nayelli**

a quien heredo todo mi cariño,

mi carrera

y mi enfermedad

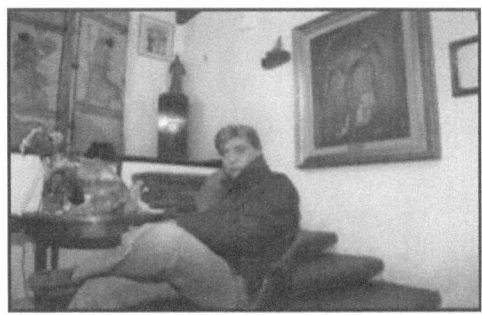

Luis Enrique Nava Martínez

Medicina – UNAM

Pediatria - E.U.A.

Dermatología - París Fracia

Ex Médico militar - Armada de México

Ex Director Médico de I.C.I. de México

Ex Gerente general de los laboratorios Strafford Miller

Ex Gerente general grupo Pharma de México

Ex PROF – UNAM

48 Años practicando medicina

Ha escrito varios trabajos clínicos y estudios de productos médicos, Vitiligo es su primera novela.

INTRODUCCIÓN

Este libro esta escrito y dirigido tanto a los pacientes de vitiligo como al médico general. Tiene la intención de llevarles a los pacientes las experiencias y amarguras que acompañan una enfermedad que ha parecido siempre como un "enigma" y por eso en su relato dará la impresión a veces de una tragedia que se ilumina a medida que llega al epilogo, pero que lo invita a identificarse con el protagonista, a amarlo y odiarlo como consecuencia de los traumas causados por esta enfermedad.

Al mismo tiempo, tiene la intención de llevar al medico general la evolución de mi pensamiento durante mi enfermedad y curación, aunque por respeto a él no expongo ningún paquete terapéutico en este libro para que eventualmente se sienta con la seguridad de que tendrá éxito si conoce el pensamiento del paciente.

Por esto, cada capitulo tiene una parte novelada para el paciente, que se complementa con un resumen de teorías médicas para el médico.

Si logro ambas finalidades, el tiempo que invertí y las lágrimas derramadas al desenterrar un pasado tan celosamente ocultado habrán sido justificados.

Porque desenterrar recuerdos dolorosos es sufrir dos veces.

Capítulo 1

Apresurado, nervioso pero con paso firme entré al "lobby" de Sanborns de la calle de Madero donde había quedado de conocer finalmente a la muchacha con la que había platicado por teléfono en repetidas ocasiones, después de que ella había contestado a mi anuncio de una revista de circulación entre la juventud. "Joven médico serio y estudioso de 25 años dedicado hasta ahora en cuerpo y alma a la carrera de medicina busca relacionarse con muchacha de edad adecuada, si es posible provinciana y con valores morales adecuados a la época, para entablar amistad y tal vez un compromiso". Yo debería llevar un traje azul y una corbata roja, ella un vestido beige, una mascada azul, y dos libros en la mano. Llegué 10 minutos más tarde de lo convenido, porque por más que traté de lograr que mi cara no mostrara lo que tanto escondía, tenía miedo de no haberlo logrado después de una hora frente al espejo.

El restaurante estaba repleto, varias personas esperaban a ser acomodadas en las mesas, me formé en la línea de espera y sentí los latidos de mi corazón seguir el ritmo de la música de ambientación del restaurante. Las manos me sudaban y yo esperaba que la cara no hiciera lo mismo, por temor a que la humedad me desvaneciera el "maquillaje". La línea avanzaba lentamente... *"¿Área de fumar o no fumar?"* preguntaba la empleada, pero yo, desde lejos y esperando mi turno, solamente me ocupaba en recorrer toda la concurrencia con la vista, deseando ver por fin a la muchacha rubia de nariz espigada que me había enviado su foto a pesar de que yo había fingido perder la mía.

"Mamá...¿Qué tiene ese señor en la cara?", el niño me fijaba asombrado y con miedo la mirada. La madre volteo a verme.

"Cállate Felipe, deja de ver al señor, esa es una enfermedad que le da a los que no se portan bien".

Varias personas de la fila voltearon a verme y algunos pusieron cara de lástima. Yo perdí la poca seguridad que me quedaba, sentí que me ardía la cara, las lágrimas amenazaban con escaparse y salí casi corriendo de la fila olvidándome de la cita. Busqué el baño y ni ahí pude refugiarme porque varias personas que se lavaban voltearon a verme con curiosidad cuando entré al baño.

Hasta los 11 años fui un joven "normal", tan estudioso que había saltado dos años en la escuela, serio, lleno de amor por mi familia tenía como todos los muchachos muchos sueños, y el deseo inmenso de sobresalir y "triunfar en la vida", aunque no entendía cabalmente lo que significaba eso de "triunfar en la vida". Tenía una intensa vida interior, al grado que muchas ocasiones me acostaba cerrando los ojos para vivir la vida que yo me había fabricado tan diferente de la realidad, donde yo era un personaje importante que resolvía problemas de la sociedad. Siempre noté en mí ciertas características que me diferenciaban de los habitantes del pueblo de mi misma edad: era perfeccionista, introvertido, poco sociable, irritable y muy nervioso por lo que me sudaban frecuentemente las manos sin causa aparente. Tenía premoniciones y sospechaba de la gente que me miraba sentía que los demás me criticaban frecuentemente y no podía encajar en los núcleos sociales del lugar, sentía que era inadecuado para ese pueblo y deseaba ardientemente salir de él, por lo que terminé aislándome completamente. Ponía atención exagerada a cualquier alteración cutánea y de mis excreciones, buscaba el tener las manos y la cara profundamente limpias.

La vida en un pueblo grande con mentalidades de "caserío", puede ser muy rutinaria, las insatisfacciones frente a las limitaciones intelectuales pueden hacer que un joven se escape por el mundo de lo imaginativo. Aparte de los retos de mis estudios de secundaria, donde gozaba de la antipatía de los alumnos y de la benevolencia de mis maestros, la cual no entendía si era a causa de mi "excelencia académica" o de ser hijo de una persona sobresaliente y querida en la comunidad, mi vida transcurría demasiado lentamente con el aburrimiento como característica principal de mi existencia. Por las tardes, después de la comida solía escapar del calor infernal del pueblo bajando a "paso del toro". Un recoveco escondido del río en medio de la maleza del bosque vecino donde me entretenía con el sonido del agua al golpear en las piedras y el croar de miles de batracios que me pasaban entre los pies mientras veía los insectos, lo más callado posible para no alterar sus hábitos.

Fue entonces cuando vi por primera vez a Nicolás Samper. Parado del otro lado del río, mirándome fijamente, asombrado tal vez de mi soledad en medio del bosque. Sus ojos profundamente negros contrastaban con lo pálido de su piel. Vestía el mismo uniforme de color crema de la secundaria lo que me pareció paradóxico porque debía de ser viejísimo. Cuando menos de 20 años. Sobre su labio superior una mancha muy oscura mostraba un bigote abundante y su mentón, parecía una mezclilla mal lavada de tantos puntos obscuros que tenía. Nadie sabía de dónde había venido Nicolás Samper, ni de donde venía su familia. Pero en esa comunidad de inmigrantes, nadie sabía el pasado de nadie. Yo siempre creí que los habitantes de esa comunidad ni siquiera tenían pasado. Llegaron llenos de miseria, hambre y frecuentemente hasta sin familia. Asociándose con otros buscadores de trabajo, con prostitutas que luego hacían sus esposas o finalmente, vivían solos. Pasados unos minutos que a mí me parecieron horas, oí las risas de otros compañeros que saliendo de entre el cañaveral de enfrente se reunieron con Nicolás Samper. Él les dijo algo que yo no alcancé a oír, todos voltearon a verme y después de un momento pude casi adivinar sus palabras. *Es hijo de la Directora, tiene muchas hermanas, todas "muy buenas", pero la mejor es la madre.* Siguieron su camino no sin antes hacerme algunas señas impúdicas con las manos. Yo sentí entonces ese vacío terrible en el estómago, acompañado de temblor de piernas que siempre precedía a mis premoniciones. Supe que Nicolás Samper, iba a ser el principio de un suceso funesto.

Una víbora de cañaveral se acercó reptando yo la vi con terror, siempre me habían dado un miedo extremo las víboras, desde que mi nana "Lipa", una totonaca que mi madre había traído de una comunidad cercana me contara la historia de las víboras que fascinaban e hipnotizaban a las vacas para sacarles la leche y cuando ya no lactaban más, las mataban. Me hice chiquito, traté de contener hasta la respiración y cerré los ojos. El animal pasó de largo sin ponerme atención. Dos augurios juntos y funestos. Mi premonición y la nauyaca.

Ese día lunes era importante; me vestí cuidadosamente con mi mejor uniforme, me hice el nudo de la corbata durante mucho tiempo, me peiné y me puse crema en las manos para ver si se blanqueaban un poco. Era el examen final de inglés, yo buscaba el primer lugar y la excelencia, además el profesor me había predicho que sería no solo el mejor de la clase, sino de toda la generación y que habría fiesta. Todos estaban nerviosos. Cuando llegue al aula, me fui directo a los lugares de adelante, y como siempre muchos se apresuraron a sentarse detrás de mi, con la esperanza de poder copiar un poco. Entonces llegó Nicolás Samper. Se acercó a mi lugar, vio al alumno que ya estaba sentado detrás de mí, le hizo la seña de quitarse y cuando el otro temeroso se quitó, se acomodó lo mejor que pudo. Las piernas le sobraban y además era más alto sentado que parado, la cabeza de los demás apenas le llegaban a los hombros. Yo voltee asombrado, me sonrió y dijo *"Ahora vamos a ver si sirves para algo".*

Nos repartieron el examen, era largo, tenía 4 hojas, muchas preguntas a contestar, una composición y la mitad de una poesía de Lord Byron para calificar comprensión de texto. Apenas lo recibí, lo leí todo lentamente, me llené de alegría al ver que sabía todo, escribí con cuidado porque mi defecto más grande era lo feo de mi letra y me olvidé de los que me rodeaban. Cuando llevaba casi la mitad, sentí un piquete en la espalda y la cara de Nicolás que se pegaba a mi nuca "ten mi examen, contéstalo y mientras pásame el tuyo". Sentí un escalofrío recorrerme el cuerpo, la mano me tembló y empecé a sudar abundantemente. Hice la seña negativa con la cabeza y quise continuar trabajando. *"Si no lo haces, vas a saber después del examen lo que es el dolor".* Su voz era ronca como la del repartidor del agua, como la voz que tienen los viejos, como los sapos que me rodeaban en el río. Me insistió con su examen picándome las corbas, yo me hice pequeño, me quise concentrar en el examen y las gotas de sudor empezaron a mojar mis hojas.

"Nicolás... cámbiate de lugar" dijo de pronto el maestro, *"Se te están saliendo los ojos", "el que a buen árbol se arrima, buena sombra le cobija,... pero ve a que te cobije el último de la clase... A tu edad ya deberías estar perforando pozos petroleros."* Nicolás se levantó acompañado de las risas de todos los alumnos y de mi profunda sensación de miedo. Se me quedó mirando antes de irse y me disparó a la cara...*"tu ya estás muerto".*

Suave es la caricia del río helado cuando el sudor te cubre el cuerpo. Esa tarde de Verano era mas calurosa que de costumbre y yo me metí en el río en busca de consuelo a lo caliente de mi cuerpo. Dejé la ropa en la orilla y después de unos minutos, me olvidé de la discusión que había tenido esa mañana con mi madre. Cansado, después de muchas horas de estudio para mantener el primer lugar en mi grupo, ella insistía en que tenia que ir a estudiar el piano en la casa de una vecina, el concurso de piano venia y yo debía tener también el primer lugar si deseaba conservar la beca. Yo estaba cansado, no deseaba estudiar piano, de hecho odiaba el piano y solo lo hacia para darle satisfacción y evitar discusiones, finalmente, le dije que iría a estudiar pero me fui a mi refugio en el río.

"Ahí esta la mariquita, te dije que aquí lo encontraríamos"... Era Nicolás Samper, seguido por todo el grupo de "viejos de la clase". Corrieron hacia la orilla, tomaron piedras y empezaron a lanzarlas contra mi,

nadé desesperadamente hacia la otra orilla pensando poder escapar, pero al llegar, ahí estaban otros esperándome, el aire me faltaba, nunca había sido un atleta y sentí que desfallecía, por mas que nadé pronto me alcanzaron, uno me agarró del pelo, me hundió en el río y después me jaló a la orilla, en un principio trate de defenderme, pero al patear no les hacia ningún daño, pues ni siquiera traía zapatos. Uno tomo un palo y trato de hundírmelo en una parte del cuerpo, Nicolás me pasó el brazo por el cuello mientras se reía viendo como yo trataba de soltarme, me mordió una oreja y sentí el calor de la sangre correr por el cuello, otro me pateo los genitales, uno mas continuaba dándome con el palo. Finalmente cuando llorando les pedí que me dejaran, me apretaron la cara contra el lodo y uno me abrió la boca y me metió a fuerza un pedazo de trapo arremangado en forma de genitales. Se fueron riendo llevándose mis pantalones, mi camisa, mi ropa interior y mis zapatos. Yo me quedé llorando en el río.

Apenas recuerdo como regresé a mi casa, el camino se me hizo eterno, escondiéndome de la vista de todos porque venia desnudo, sentía un dolor intenso en el cuello, en las nalgas y sobre todo en mi orgullo. Entré sin que me vieran. De todos modos, ya todos dormían, tal vez ni siquiera notaron que a las 11 de la noche yo no había regresado, o tal vez, como siempre, pensaron que estaba hundido en algún libro. Me acosté como pude, sin siquiera lavarme ni el lodo ni la sangre ni el orgullo, me acosté lentamente mientras las lágrimas me lavaban lo que quedaba bueno de mi cara.

A la mañana siguiente, seguía adolorido, tuve dificultad para levantarme, me puse el pantalón de una pijama y fui a lavarme, lentamente retire el lodo, la sangre, me lave los labios hinchados pero... debajo del ojo derecho había una mancha blanca, grande como una gota de tinta blanca, tan reluciente que se veía mas que toda mi cara. Lavé repetidas veces esperando que fuese una mancha que con la limpieza se quitase, pero la mancha continuó ahí, omnipresente, impertinente. Inmensamente blanca.

Así fue como empezó todo.

Que difícil es recordar lo que se ha tratado de olvidar con tanto ahínco. En un relato, los pensamientos corren de prisa y se deslizan como agua entre los dedos, pensamientos de hechos que fueron interminablemente lentos y dolorosos cuando se sucedían.

Llegué a los 12 años y por fin al inicio de mi viaje que me separaría para siempre de aquel pueblo al que había jurado no volver nunca. Con muchos sacrificios mi madre había logrado una beca en un colegio inglés y partí para el internado lleno de esperanzas. Se reunió la familia para despedirme, mi nana Lipa y la servidumbre, extrañado sentí que tal vez la única que me haría falta sería mi nana que conocía todos mis sufrimientos. Para entonces, la mancha blanca ya había evolucionado a cubrir todo el derredor del ojo derecho como un antifaz que lo enfatizaba. Evadía el espejo como se evade un enemigo, me lavaba con los ojos cerrados y trataba de salir del baño sin siquiera mirar el espejo. De algún modo había pecado y el buen Dios me señalaba.

Me presenté en el internado y fui enviado al dormitorio de medianos, al llegar, los demás alumnos dejaron de hacer lo que hacían para mirarme, mi vecino de cama no perdió un momento para presentarse y preguntarme mi lugar de origen.

"¿Que es lo que tienes en el ojo?"

"¿Es una enfermedad de nacimiento?"

"¿Y eso se pega?"

"Sólo cuando preguntas"

"Tus padres, ¿También son de dos colores?"

"No, ellos son solamente azules".

El escuincle me miró con aire de burla y se fue directamente a ver al preceptor para exigirle que lo cambiara de cama, el preceptor no aceptó y trató de explicarle inútilmente que no tenía nada que temer, sin dejarse convencer regresó y se acostó, no sin antes mirarme con aire amenazante.

"Le diré a mis padres que intervengan, no quiero volverme pinto".

El edificio principal del colegio de estilo victoriano en ladrillo rojo era imponente. Sus amplias escalinatas de acceso, con una estatua de piedra gris a cada lado, los jardines frontales rebosantes de roedendro y la avenida de cipreses que llegaba hasta el enrejado de la entrada le daba un carácter muy europeo pero frío. Se suponía que era la casa familiar de uno de los dueños Sir William Williams que había sido acondicionada como colegio una vez que la fortuna familiar se vió menguada. Lo que solía ser el jardín principal en la parte posterior, había sido talado y transformado en áreas de deporte para los estudiantes, sobresaliendo un campo de Football, uno de rugby y otro más para basketball. Alrededor de los campos unas avenidas de abetos con madreselva y del lado izquierdo un "gazebo" rectangular en cristal que albergaba en su interior un árbol de limón protegido por cristales, una verdadera adquisición "exótica" para esas latitudes. En uno de los costados, a base de muchas penurias y cuidados se había hecho crecer a la altura de un metro lo que se suponía debería ser un árbol de aguacate. Por la avenida de abetos se llegaba a una construcción agregada que servía de salones de clases y a un costado, el dormitorio para "mayores". Detrás de todo esto, una gran construcción recubierta interiormente de madera con respaldos que simulaban los asientos de la nobleza, el gran salón de estudio y la biblioteca, rebosante de libros todos empastados en piel de color guinda.

Esta parte del colegio se convirtió muy pronto en mi segunda morada. El bibliotecario y guía de estudio era una individuo corto de estatura, cejijunto, de un color amarillo azuloso como el color que toman los fetos cuando se les guarda en frascos para su estudio. Por debajo de un pelo pajizo y ralo que parecía haber sido clavado con tachuelas ofrecía la carne de su cara un plano gelatinoso lleno de flácidas protuberancias formando un rostro grotesco entristecido por unos ojos grises con el blanco sanguinolento. Aquélla fealdad triste no movía sin embargo a la burla, la melancolía que se desbordaba de sus pálidos ojos invitaba más bien a la piedad. Aquel hombre tan desgraciado por la naturaleza vestía como los pobres: un pantalón raído de color gris oscuro con reflejos rojizos hacía notar que había sido hecho más de tres años antes, saliendo siempre debajo del corpiño se asomaba una camisa de un blanco dudoso que enmascaraba apenas una flacura debida a un temperamento estoico, al sonreír se veía una dentadura amarilla y mal cuidada, tan frecuente en los viejos ingleses y como cereza en un helado, una corbata de muselina negra fea y muy usada. Sin embargo, esa pobre naturaleza humana animaba su expresión que habitualmente debía ser triste y fría con una sonrisa cuando que me veía entrar jadeante a su Reino-biblioteca. Frecuentemente las naturalezas mal dotadas tienen un instinto especial para encontrar un alma gemela,

"¿Qué quiere aprender ahora mi joven amigo?"

"Hoy quiero que me expliques el teorema de Pitágoras", contesté mientras sacaba de mi bolsillo el único chocolate que había guardado del postre del mediodía y se lo ofrecí como pago de su devoción a mi único amigo.

El lo tomó con satisfacción y lo guardó de inmediato en su pantalón para consumirlo más tarde. El ya sabía que yo había descubierto que su único gran pecado era la gula. Pecado que se encuentra frecuentemente en los espíritus rechazados.

"Es lo que estudiaron ahora y otra vez quieres ser el mejor de la clase", dijo mientras sacaba su cuaderno y se sentaba frente a mí dispuesto a usar sus frases más sencillas para explicarme una clase por el momento profundamente inútil.

Pasábamos largas horas juntos, el tratando de explicarme con su voz apagada y yo, buscando olvidar mis problemas concentrándome en la reacción de mi maestro de matemáticas, al día siguiente, cuando encontrara que yo era el único que podía describir paso a paso lo que él tan malamente había enseñado. Siempre decía, *"Con uno solo que haya entendido, quiere decir que mi clase fue exacta"*.

Los Martes era día de deporte. Yo nunca había tenido ningún talento para el ejercicio y menos para el ejercicio de grupo. Nunca lo había hecho, pero ese día sentí que era la única forma de estar cerca de los demás compañeros que siempre me rehuían. Donald había sido nombrado para liderar un grupo y Dennis el otro. Los demás, nos reunimos enfrente esperando ser seleccionados. Uno a uno todos los estudiantes fueron escogidos, mi corazón latía fuertemente esperando oír mi nombre, de uno o de otro lado, solo me importaba oír que era seleccionado, Los grupos se formaron y yo quedé separado, solo, esperando, sintiendo otra vez la vergüenza de ser rechazado.

"Nadie quiere al pinto, puede traer mala suerte" dijo el último en ser escogido cuando fue a reunirse con su grupo.

Yo quedé un instante solo, en medio de aquel campo de rechazo, metí las manos en los bolsillos como cuando buscaba esconder las manchas que las afeaban y después, con lágrimas en los ojos caminé por la avenida de abetos hacia mi refugio, el único lugar donde me sentía aceptado.

Warren, que así se llamaba el bibliotecario, había visto todo desde los cristales de la biblioteca, así que no tuve que decirle nada, el ya sabía por lo que estaba pasando.

Durante un momento no dijo nada, me miró solamente y después, como si nada hubiese visto me *dijo "tengo algo para ti"* y me entregó un libro con un separador en una historia. *"Quiero que lo leas y después lo platicamos"*, "Es la historia de Dédalo y de ÍCARO su hijo, que después de haber estado prisioneros, encontraron la forma de construir sus propias alas para volar con rumbo al cielo"

"¿Y tuvieron éxito?"

"Escaparon de su prisión, pero tienes que leerlo".

Tomé aquel libro pesado de mitología griega y me dirigí hacia un rincón bien alumbrado a leerlo, tratando de retener mis lágrimas y de concentrarme en la lectura. Unos minutos después, yo estaba embelesado, no podía gozar lo suficiente aquello que estaba leyendo, bebía cada pedazo de la anécdota, me insinuaba en el libro, cerraba los ojos y después me sentía el personaje de la historia, la cambiaba de acuerdo a mis deseos, el diseño de las alas, les agregaba tirantes, colorido, diálogos, peticiones a los dioses, diferentes finales de la historia. No recuerdo haber pasado una tarde tan agradable. Después de varias horas leyendo y meditando sobre la misma historia me desperté sobresaltado con el ruido de la campana que llamaba a los internos a la cena, corrí a devolver el libro pero no encontrando el estante fui a entregárselo personalmente a Warren.

"Este no es un libro de la biblioteca. Yo lo compré para mi amigo, quiero que lo guardes y lo leas cuando los demás juegan. El te permitirá volar hasta donde quieras. Ya no necesitas a los demás, tú puedes ser tú y al mismo tiempo los héroes de éste libro".

Desde ese día, siempre que tenía un momento: cuando los demás jugaban, en las noches al acostarme o en la sala de estudio cuando yo ya sabía mis clases, leía mi libro, viajaba a lugares remotos y me transformaba en un personaje fabuloso:

A veces era Belerofonte, destruía a la Quimera y peleaba contra las amazonas, o bien Teseo que regresaba de la guerra en su largo curso hacia el mar Egeo. Mi imaginación alargaba los episodios, hacía interminable el laberinto de Creta, describía con detalle sus trampas y pasadizos y durante horas perdía mi identidad para adoptar la de los personajes de mi libro.

Pocas cosas odiaba tanto en el colegio como los Viernes por la tarde. Después de la comida, todos los internos se despojaban de sus uniformes, hacían una pequeña maleta, se acicalaban y peinaban varias veces y después, bajaban todos en gran algarabía las escalinatas hacia el jardín frontal del edificio. Todos esperaban el coche de sus familiares que vendrían a buscarlos, todos sabían que pasarían el fin de semana en casa, que verían a los amigos de la infancia, a los hermanos, que irían tal vez al campo, los de más suerte, a la playa o tal vez, algunos

Me dio una sonrisa burlona y dijo *"¿Tampoco tu familia te quiere porque estás pinto?"*

"Yo no tengo familia en éste país, pero puedo estar solo sin necesidad de nadie"

"Debe ser divertido estar contando las hojas del limonero"

"Tengo la suficiente imaginación para contarme a mi mismo un cuento"

Se rió cínicamente, *"Seguramente a veces te cuentas cuentos que no te sabes"*

"Casi siempre los invento"

"Cuéntame uno donde los hijos matan a su propia madre" dijo con ánimo de escandalizarme.

"Me sé uno, pero es muy largo y tal vez no lo entenderías, necesitaría contarte dos historias antes de llegar a ese epílogo, por otro lado, ¿porqué tendría que contarte a ti nada?"

"Tenemos todo el fin de semana, trata de que no me aburra y no te llamaré "pinto" la semana que entra"

"Ya no me molesta que me digan "pinto", más me molesta que no me dejen jugar football aunque sea una vez en la semana"

"Si no me aburres, jugarás en mi equipo el Martes que entra, aunque estoy seguro que me llevarás a la derrota, un enclenque como tú, no puede ser un atleta"

"Ya es un trato, pero dime, ¿Porqué quieres que un hijo mate a su madre?" Pregunté, sabiendo que estaba furioso porque no lo habían buscado ese fin de semana.

"Eso no te concierne, es solamente morbo, después me contarás alguno donde haya mucho sexo".

"Te narraré entonces todo desde el principio. Hace más de cuatro mil años, existió en Grecia un reino llamado Micenas, del cual todavía hay ruinas, descubiertas por exploradores ingleses, y donde reinaba en el momento de mi historia, Agamenón y su esposa Clitemnestra. Para partir a la guerra de Troya, Agamenón había sido nombrado jefe supremo de los griegos, que tenían como finalidad ir a rescatar a la bella Elena, esposa de su hermano y que había sido seducida por Paris, príncipe de Troya. Pero la flota de los Aqueos (que así se les llamaba también a los griegos) no podía hacerse a la mar porque no soplaba

viento para hinchar las velas de los barcos. Agamenón fue entonces a consultar al oráculo pidiéndole una respuesta. El oráculo fue terrible y contestó que sólo otorgaría vientos favorables a la flota si Agamenón sacrificaba a su propia hija Ifigenia ante la estatua de la Diosa Artemisa, cosa que Agamenón hizo ante la mirada de su esposa Clitemnestra".

"Ya empieza a haber sangre en tu "cuentito", dijo con morbo Dennis.

Me asombró el bajo nivel intelectual de aquel inglesito, pero ansioso de lograr el trato continué mi relato. Sin embargo, poco a poco olvidé que estaba recitando un trozo de mi libro, y a medida que veía el interés en los ojos de Dennis empecé a modelar mi historia, enfatizando los momentos que notaba le impactaban más a mi oyente. Cuando llegué a los amores ilícitos de la esposa de Agamenón con Egisto durante la ausencia de su esposo nos sorprendió la campana para la cena.

"Podemos quedarnos escondidos aquí, yo no tengo hambre y quiero saber cómo sigue tu cuento, pero detállame todo el sexo que tenía con Egisto"

"Tenemos todo el fin de semana, mañana es Sábado, te prometo terminar mi cuento, es más te prometo detallarte todos los momentos, pero si nos quedamos aquí, podrían castigarnos".

Cenamos solos en aquel comedor inmenso, frente a la cristalería y cuchillería arreglada para 300 comensales. Es parte de la educación inglesa las maneras en la mesa y ésta educación empieza desde el séptimo año escolar. Yo, no podría haber faltado, lo que servían, en ese entonces representaba para mi lo más sofisticado y elegante. No sabía, que los ingleses no eran precisamente famosos en Europa por su cocina, aunque sí por sus maneras. Traté de comer siguiendo las maneras de Dennis, a quien copiaba de soslayo sin que él se diera cuenta pero era realmente difícil intentarlo al mismo tiempo que buscaba esconder lo más posible mis manos manchadas. En la esquina del comedor inmenso, el preceptor, parado en forma protocolaria nos miraba elevando una ceja, extrañado de ver juntos a dos estudiantes hasta ese momento enemigos y ahora riendo como grandes camaradas. Platicamos de México, de sus costumbres, de su gente, de su historia. A cada instante Dennis tenía una nueva pregunta.

"Un día me vas a contar un cuento sobre México. Me gusta cómo cuentas, con tal de no leer" dijo bajando la voz como avergonzado.

"Yo no sé leer muy bien, y no me gusta, todos los años anteriores estuve en un colegio especializado, pero no le vas a contar esto a nadie" agregó de inmediato como tratando de borrar su indiscreción. Yo quise aparentar que no había oído y cambié de conversación.

Después de la cena, caminamos un poco por la avenida de abetos y después no separamos para ir a los dormitorios.

"Lamento haberte dicho pinto, ahora, ya no me parecen desagradables tus manchas" dijo de pronto y se fue antes de dejarme contestar nada.

El Martes siguiente, Dennis cumplió su promesa, cuando terminaron las clases todos los estudiantes se prepararon para el deporte y yo, como siempre estaba dirigiéndome a la biblioteca cuando oí mi nombre pronunciado por Dennis que hacía la elección de su equipo.

"¿Todavía no estás vestido?, córrele porque en un momento comenzamos".

Yo no podía creerlo, corrí cuanto pude a cambiarme el uniforme gris por los shorts azules y llegué jadeante 15 minutos más tarde, arreglándome el calzoncillo apenado de mostrar mis piernas llenas de manchas blancas.

"Tienes la defensa izquierda", dijo Dennis señalándome el lugar donde debía apostarme.

El juego se desarrolló rápidamente, yo estaba al lado de un delantero del equipo contrario que me sobresalía por una cabeza y al lado del cual yo lucía verdaderamente una figura muy triste, a cada zancada que él daba yo tenía que igualarle con 3 brincos míos. Yo no entendía muy bien lo que estaba pasando, a la media hora de llevar ese ritmo el aire me faltaba, todos se gritaban unos a otros y yo parecía una caricatura al lado de aquel grandulón que esperaba una oportunidad con la pelota. De pronto, pasó lo que temía, él recibió la pelota, yo traté de ponerme por delante haciendo un esfuerzo sobrehumano para llevar su rapidez, él de un movimiento con el hombro me llevó al suelo, siguió corriendo y solo, sin ninguna sombra, metió un gol con toda la facilidad del mundo. Yo oí detrás de mí los gritos de asombro y cólera de mi equipo, entonces Glyn, el otro defensa de mi equipo se aventó sobre mí resoplando como un caballo en cólera.

"Lo hiciste adrede, maldito pinto", dijo mientras me tiraba al suelo otra vez y se echaba sobre mí para golpearme en la cara. Avergonzado yo traté de defenderme, devolví el golpe y lo golpee con la rodillas en la espalda mientras estaba ya subido sobre mí para golpearme. Los golpes se sucedieron con gran rapidez uno tras otro a cada lado de mi cara, yo decidí mostrarme valiente aunque fuese en la derrota y soportaba los golpes con mirada de rabia y tratando de devolver aunque fuese con golpes de las rodillas en su espalda. De pronto, la golpiza cesó, Glyn fue levantado por dos tenazas poderosas, volteado

y antes de que pudiese defenderse recibió a su vez dos puñetazos en la cara, dos en el estómago y después, ambas manos en la nuca. Cayó como un fardo a un lado mío que no podía explicarme lo que estaba sucediendo. Dennis había corrido hasta el lugar donde nos encontrábamos y ante el asombro general castigó al compañero con una velocidad impresionante.

"Quien vuelva a meterse con Luis, se las verá conmigo ¿Estamos de acuerdo?"

Los demás lo miraron boquiabiertos, sin comprender su actitud. Él, que siempre había sido el primero en atacarme.

Yo me levanté lentamente sacudiendo el polvo de mi uniforme de deportes, lo vi y lo miré sonriéndome.

"Gracias Dennis, antes nunca nadie me había mostrado amistad, ni me había defendido, te debo una"

"Vamos a tener días muy ocupados porque voy a enseñarte un poco de defensa. Y No me debes nada".

Para mí, el deporte había terminado, seguí sacudiéndome el polvo mientras me dirigía a los vestidores. Glyn se levantaba del suelo penosamente adolorido.

Ese fin de semana volví a quedarme solo, la familia de Dennis le envió un coche para llevárselo a su casa de campo y yo, que ya estaba acostumbrado a esos Sábados solitarios me sentí más solo y con dificultad para concentrarme en mi libro o en mis cuentos. Ya se había hecho una costumbre que después de las clases de la tarde, y antes de la cena, Dennis y yo nos íbamos al gazebo a continuar con mis relatos. Ese fin de semana lo ocupé en estudiar una clase que el maestro de aritmética me había encomendado que yo diera, para que le explicara al grupo, los logaritmos que aparentemente él no había podido transmitir en forma satisfactoria. Usualmente eso me hubiese llenado de orgullo, pero ahora, solo podía concentrarme en la idea de que por fin, después de varios años, ya tenía un amigo.

La cena fue lenta y solitaria, además de las cuchillería y las copas solamente podía adivinar la figura del prefecto que desde su rincón me observaba. Al terminar la cena y ya camino al dormitorio se me acercó y por fin me preguntó lo que tanto le estaba intrigando.

"¿Qué hacen tu y Dennis todos los días en el gazebo? Ese no es un lugar para encerrarse. Desde hace varios días los observo, recuerda que tienen que

vigilar los reglamentos del internado, principalmente tú que estás becado".

Lo miré confundido. *"Si gusta lo podemos invitar la próxima vez que vayamos".*

"No soy tan ingenuo, los seguiré vigilando".

Al llegar al dormitorio me encontré con una carta de mi madre, donde me daba algunas nuevas de casa y de mi pueblo natal, entre ellas: que había sucedido una tragedia en la región, varias personas conocidas habían muerto en un accidente de pozo petrolero en el poblado vecino, me enviaba una lista de los muertos, aunque todos bastante más viejos que yo, algunos, ella consideraba pudiesen ser mis amigos como Nicolás Samper que ella recordaba había cursado un año conmigo. Me sugería que enviara una misiva de duelo a las familias. No puedo ocultar que había deseado profundamente todo el mal posible a ese individuo y creo que el buen Dios me escuchó. Experimenté esa sensación egoísta que nos invade cuando nos alegramos del mal de otro, al mismo tiempo, sentí culpabilidad por creer que mi plegaria había tenido influencia en la decisión del destino. Nunca he podido desvestirme de esa extraña idea de que un pensamiento repetido intensamente pueda ser importante en los sucesos que coinciden con ese pensamiento.

Esa noche, dormí poco. Me imaginaba vestido de caballero apocalíptico, con poderes especiales saliendo de mi infinito y armado de una espada viajando a vengar un viejo agravio. A veces, arrepentido de mi alegría desmesurada trataba de rezar a un Dios desconocido, hasta ese momento con la educación mixta de dos religiones nunca me había decidido por un Dios mío. Por eso me inventaba uno, pero al final de mis sueños con los ojos abiertos, yo mismo hacía desaparecer como premio a mis esfuerzos toda la enfermedad que tanto me avergonzaba. Si había muerto la causa, iba a desaparecer el efecto.

"Inmediatamente después de las clases tengo que hablar contigo" me dijo Dennis mientras esperábamos formados para entrar al desayuno, el Lunes siguiente *"Hay algo importante que quiero decirte".*

Pasé toda la mañana de clases esperando la hora de salida para hablar con Dennis, mil conjeturas se arremolinaban en mi cabeza, tal vez su familia le había prohibido que tuviera amistad con alguien con mi enfermedad o tal vez lo había llamado el Prefecto para cuestionarlo. Finalmente sonó la campana del recreo y para no mostrar mi inquietud salí lo más lentamente que pude del salón de clase. Todavía esperé algunas indicaciones del maestro para el día siguiente con la idea de hacer un poco más de tiempo.

"Mis padres aceptaron invitarte a Eaglehead la semana que entra. Pero quieren saber a quién deben de pedir permiso"

"¿Qué es Eaglehead?"

"Es nuestra casa en el campo"

"¿Porqué quieren invitarme?"

"Por que yo se los pedí, les hablé de ti y quieren conocerte"

"Yo no tengo familia en éste país, pero el Subdirector, es mi tutor y está a cargo de todos los asuntos relacionados conmigo"

"Entonces no habrá problema, mis padres tienen influencia con los Señores Williams. Tú si quieres pasar el fin de semana con nosotros, espero"

No supe que contestar de momento, me dio miedo la experiencia, la idea de que los papás de Dennis me vieran con mis manchas me preocupaba, pero asentí con un movimiento de cabeza.

Nos recibió en la estación de tren del pueblo de Wilmslow una limousine blanca, el chofer muy discreto, solamente tomó las maletas para subirlas a la cajuela y sin decir palabra condujo entre calles empedradas hacia las afueras del pueblo y hacia el campo.

Yo no podía quitar la vista de ese campo tan diferente a lo que yo estaba acostumbrado, profundamente verde y cortado el pasto, separadas las propiedades por arreglos armónicos de piedra con casitas pequeñas de techos de dos aguas con caídas muy pronunciadas, con adornos de madera empotrados en la misma construcción y humeantes por sus chimeneas. Las carreteras todas adoquinadas como en los centros de las ciudades en mi país y la circulación contraria a lo que siempre había visto. Llamaba la atención la verdura de todo el ambiente que nos dejaba adivinar un exceso de humedad por todos lados y aquí y allá pequeños lagos incrustados como si fuera a propósito para mejorar la decoración. Tuve la sensación de que todo aquello era falso, no podía ser todo tan cuidado y tan decorado, me pareció un ambiente de juguete. Dennis, concentrado en la revista que llevaba me dejaba gozar la campiña sin interrumpirme. De pronto, en una pendiente de la carretera y al dar la vuela a una pequeña montaña, apareció la construcción inmensa de Eaglehead, en medio del valle y frente a un gran lago. El edificio gris era respaldado por un bosque profundamente verde. La carretera parecía hecha expresamente para terminar en la gran escalinata doble en medio de la fachada. Una gran cantidad de ventanas se abrían con "volets" a ambos lados y sobre el portón que remataba la escalinata, una gran terraza que permitía el acceso al segundo piso por una puerta tan grande como todo el dormitorio del internado. El edificio tenía como cinco pisos todos tan altos en sí como un edificio de apartamentos. El último rematado por un techo de teja verde que parecía de porcelana. Toda la construcción era de piedra gris armonizada con el color verde de los volets de las ventanas y la teja del techo. Encima de él se veían las terminales de muchas chimeneas de color gris oscuro y de algunas de las cuales salían volutas de humo negro. Desde donde descendíamos me dio la impresión que al menos 30 familias podían vivir cómodamente en ese edificio. *"Parece un castillo"* me dije, en voz alta. Dennis dejó su revista al oírme hablar solo. *"No, sólo es un manor"*.

Uno de los domésticos me ayudó a bajar la pequeña maleta que yo traía, después de cruzar el amplio hall, adornado con una gran mesa redonda y sobre de ella un florero. Subimos por unas escalinatas hacia el primer piso, de ahí continuamos por varios pasillos hasta la recámara que me había sido asignada. Una gran chimenea más alta que yo mismo con un fuego crepitante, una inmensa cama de latón viejo y una elegancia que yo nunca había visto.

"La cena se sirve a las ocho y media" dijo el doméstico mirando mi ropa fuera de contexto *"y es semiformal"*. Se marchó sin darme tiempo de hacer ninguna pregunta. Yo no llevaba más que otro par de pantalones y una corbata.

Me miré en el espejo, busqué muchas maneras de cubrir las manchas de los ojos, al menos con un poco de pelo la gran mancha de la frente, pero mi pelo era demasiado corto y no había manera de hacerlo cubrir toda mi cara. Iba a conocer a los padres de Dennis, a los dueños de aquel palacio, me sentí invadido de un gran miedo de no agradarles ¿Porqué me habían invitado? Seguramente el señor Williams les había dicho que yo no pertenecía a esa clase económica. Me acerqué al ventanal y vi que mi cuarto daba a un pequeño parque un piso por debajo. Eran apenas las siete, decidí buscar la salida y pasear un poco por ese parque para calmar los nervios y prepararme mentalmente para la cena.

Una hilera de cipreses llevaba hasta el pequeño parque debajo de mi ventana. El musgo cubría parte de las paredes grises que en forma octagonal encerraban ese pequeño parque melancólico rodeado de helecho y lavandas, una columna en el centro y sobre ella, una estatua blanca de mármol representando una esfinge alada. El cielo era diferente, de color violeta y con aires llenos de agua, el sol rojizo de muerte proyectaba su luz en aquel rincón perfumado e inundaba la tarde estival del campo. También a veces un dulce aroma a lavanda en flor flotaba en el aire y la linea de cipreses arrojaban sus sombras sobre la espalda marmórea del fénix siempre sentado sobre la columna. Salí de la sombra del fénix y entonces la mirada azul de ella me encontró.

Del otro lado de la hilera de cipreses estaba ella sentada, en un banco blanco de hierro y apenas cubierta por un seto de rosales. Me miró como con sorpresa y después de un momento, me sonrió. Era rubia, delgada, tenía un rostro armónico y muy puro. A pesar de mí«», recordé que había leído en alguna parte que las mujeres de rostro muy puro, frecuentemente tienen una expresión idiota.

"Tu debes ser el amigo «pinto» de mi hermano, siempre nos trae de visita la más extraña fauna. Mi nombre es Catherine"

Ignoré el insulto y me acerqué a ella, siempre admirando el azul intenso de sus ojos. Al llegar frente a ella me quede parado a pocos metros de distancia.

"Acércate más, fuera de mi conversación virulenta no ataco fácilmente. Si no fuera por esas manchas tan extrañas serías un buen espécimen de humano. Dice mi hermano que vienes de México. Nunca había visto a nadie de ese país", continuó sin dejarme hablar. Yo me acerqué a ella, fascinado por su libertad de espíritu. Sus manos se acercaron a mí y me pidió que me arrodillara frente a ella. Me tocó la cara, pasó por todas las manchas de mi cuello y después, inesperadamente me abrió la camisa, se me quedó mirando un tiempo que se me hizo eterno y de pronto, se volvió a mirar al lago.

"¿Hace cuánto tiempo que estás en Inglaterra?"

"Apenas menos de un año, estudio con tu hermano y tal vez me quede en la universidad si paso los exámenes"

"Me gustan tus ojos negros, aquí no son muy comunes, sólo en los paquistanís o en los negros. Pero ustedes, deben de ser considerados como de raza blanca"

"Tu, dónde estudias, ¿También en Londres?"

"No, yo estudio en un colegio en Francia, en la Normandía. Mi madre piensa que a mi edad es más chic que estudie en el extranjero. Yo no me opongo, no me gustan los ingleses"

"En la Normandía debes de extrañar Eaglehead, es un lugar muy hermoso."

"Lo extraño ya, me había hecho a la idea de que siempre viviría aquí"

"¿Están por venderlo?, ¿Por qué tendrías que dejarlo?"

Ella sonrió tristemente. *"Tengo un hermano varón, Eaglehead lo heredará él y entonces yo sólo vendré de visita cuando me invite. Mientras tanto lo gozo siempre que puedo"* mientras hablaba, sus manos seguían pasando suavemente por mi pecho. Yo sentí una incomodidad molesta en el pantalón y en ella, su respiración se hizo más rápida. Sin embargo, a pesar de tener las manos pasando por mi pecho, su mirada no se separaba del lago. Inclinó su cabeza sobre mi pecho y la sentí vibrar. Levantó entonces la cabeza y me besó violentamente en la boca, yo respondí anhelante el beso, pero ella empezó a quitarse rápidamente la ropa debajo de su falda plisada, yo temblaba como atacado por una onda súbita de frío, no sabía que hacer y la besaba con la mayor dulzura que podía, notaba su desesperación y no la entendía. Sus cabellos me envolvieron, el aroma a lavanda de la tierra se mezcló con su perfume y me hizo perder el equilibrio, los árboles se mecían sobre nosotros con un ritmo lento y prolongado mientras yo la apretaba entre mis brazos ella desabrochó febrilmente mi pantalón y me besó con fuerza en el pecho *"¿Porqué tardas tanto?"* me dijo entonces, *"Estúpido, por lento e inadecuado, perdiste la única oportunidad que podía brindarte ¿No ves que ya están llamando a cenar?"* recogió su ropa se la puso rápidamente y se dirigió corriendo hacia el edificio.

Del otro lado del lago, un faisán volvió a emitir su peculiar graznido.

Llegué a la entrada del salón que me habían indicado que era el comedor y me encontré con Dennis que me estaba esperando.

"Enderézate la corbata ¿No trajiste un saco..?" negué con la cabeza *"Bueno, el suéter y corbata solos están de moda en Londres".*

Me senté en el lugar que me indicó, en una silla de respaldo tan grande que me hizo sentir más pequeño. La mesa estaba vestida como yo la había visto en el colegio, pero más elegante, por todos lados brillaba plata y estaba esperando al menos 20 comensales. En cada esquina de la mesa, un doméstico uniformado esperaba alguna orden tratando de lucir impasible. Frente a nosotros Catherine con aire ausente daba la impresión de hojear el menú que habían colocado al lado de cada plato como si fuese restaurante. Esperamos algunos minutos de silencio que se me hicieron eternos y entonces escuchamos las voces acaloradas de una pareja que se acercaba al comedor y parecía sostenían una discusión a media voz. Ella era hermosa, grande y bien formada, de pelo rubio. Yo sentí que era Catherine con 25 años más. Delgada de senos muy pequeños. Vestía de rojo lo que hacía resaltar su tez blanca pero bronceada. Se acercó con desgano y frunciendo la boca hacia una de las cabeceras de la mesa. Yo no sabía si levantarme o seguir sentado. Hice el ademán de pararme pero Dennis me tocó del codo y entendí el mensaje.

Dennis Halifax de Montbaugh era un hombre muy alto, tal vez de 1.85 m muy delgado, de caderas muy estrechas, ojos color miel y cabello castaño claro peinado de lado. Vestía elegantemente y con gran soltura como lo hacen las personas que saben cubrirse de ropa cara. Llevaba un tweed de motitas café y blanco, pantalón muy bien cortado color beige, camisa color café obscuro y el cuello abierto dejaba ver una gasné del color del pantalón. Se sentó en la otra cabecera y al hacerlo, como si fuese una señal muy aprendida, los domésticos se apresuraron a prender las velas y servir el agua. En el ambiente bailaban notas muy discretas de "aires franceses" de moda.

"Así que ahora tenemos visitas del otro lado del mar. Vienes de México, país muy interesante que a mi me hubiese gustado conocer algún día ¿Y que haces tan lejos de casa?" me preguntó mientras cataba la copa de vino que le ofrecían.

"Tengo una beca y estudio en el mismo colegio que Dennis. Quiero agradecerles la oportunidad que tuve de salir del colegio"

"¿No sales todos los fines de semana?"

"Desde que llegué sólo salí una vez con mi tutor me preguntó si quería un tour de Londres y le contesté que me conformaba si me dejaba 3 hrs en la abadía de Westminster?

"¿ ?"

"Me interesa mucho el gótico, era primera vez que lo tenía enfrente fuera de una fotografía".

"¿Y pasaste ahí las 3 horas?"

"No me fueron suficientes, hubo muchas dudas que no aclaré"

"¿ ?"

"Me interesa profundamente aprender los secretos del gótico y del neogótico, pero más profundamente me interesa el medioevo, tres horas sólo despiertan más el apetito"

"Según Dennis, tienes muchos conocimientos para tu edad, de mitología y tragedia griega, ahora también te interesa el gótico y el medioevo?"

"Uno es resultado del otro, la primera para mi, es el inicio de la cultura

occidental, el medioevo es una manifestación esotérica de esa cultura"

"¿No has leído en tus libros que el medioevo es considerado como un período de oscurantismo?"

"A veces no es totalmente cierto lo que uno lee, no me puedo convencer que ese período de luz intelectual profundamente esotérico sea oscurantista, cuando lo que lo precedió no fue mas que un período de decadencia y la etapa que lo siguió una burda secuela de hechos que tuvieron como finalidad destruir el valor del espíritu como tal. Yo creo que todos tratamos de construir sobre lo que vemos, una época a nuestra imagen dosificada con fuertes cantidades de política y economía. Creo por lo poquísimo que he leído que estas son dos situaciones que no eran valores primordiales del pensamiento medieval"

"¿En qué libros has leído esos pensamientos?"

"Yo creo que el mejor libro para leer el medioevo son las catedrales, puesto que hacen patente la vida espiritual de los hombres que las construyeron, porque ellas nos muestran la voluntad de hacer sobrevivir la simbología encarnada en el tallado de las piedras, desafortunadamente las únicas catedrales que puedo leer son las que reproducen los grabados de los libros a mi alcance"

"Tu familia debe ser católica y muy religiosa"

"Nada tiene que ver la inclinación teológica del visitante, la visita de las catedrales está obligada a todo el mundo, ya que da a la cultura simbólica su verdadera dimensión, más allá de la historia misma. Basta con observar con detenimiento para saber que las piedras se ponen ellas mismas a hablar y a desvelarnos las inclinaciones del hombre de los siglos X al XIV"

El sonido de una tos que pretendía ser discreta nos recordó que podíamos estar aburriendo a la madre de Catherine.

"Pues, que seas bienvenido" dijo el dueño, *"antes de tu regreso al colegio tendremos un momento para terminar la conversación"*

"Finalmente encontraste un alma gemela para platicar cuando no tenemos invitados importantes, lo que es ridículo es que solo tenga 14 años" dijo Lady de Montbaugh.

Dennis le dirigió una mirada de reproche a su madre.

Intuí de inmediato un sentimiento latente de rechazo hijo-madre que afloraba solo en algunos momentos.

La conversación continuó banal entre todos, se habló de la próxima feria del pueblo cercano, de la petición que los labriegos habían hecho a Eaglehead y como iba a ser satisfecha, del regreso de Catherine a Francia y sobre todo, de cierto libro que iba a ser publicado en fecha próxima conteniendo los nuevos impuestos a la corona de las casas solariegas.

Después de habernos dado una especie de sorbete de sabor a limón para limpiar el sabor de la boca nos sirvieron el postre: unas bolas caramelizadas de color blanco después de verlo, me concentré a saborearlo. Decidí entonces que ese seria en el futuro mi postre favorito "Islas flotantes".

Esa noche no pude dormir. Estaba completamente mojado de sudor, como si hubiese tenido fiebre, encendí la lámpara con mis dedos temblorosos para examinar en su leve resplandor mi cuerpo, en busca de una calificación, no encontré ninguna gracia, ningún atractivo, desgarbado flaco, lleno de manchas blancas, sí, ese era yo, ese era mi cuerpo y a la vista de ese cuerpo para mi despreciable, sentí la tristeza invadirme al ver la prisión dentro de la cual yo estaba condenado a vivir el resto de mi existencia. Me dije ¿Por qué yo no sentiré jamás el amor del que me cuentan mis amigos? ¿Es que no gritaré jamás esos gritos de placer? Sí, era ella lo que quiero aún sentía la impronta de sus labios sobre mi pecho, la sensación de liberación sexual me recorría aun todos los músculos, incontenible, deleitosa. Me había impregnado como nunca antes nada lo había logrado. Me volví a acostar tembloroso me tape con la manta hasta la barbilla y sentí frío. Cuando sentí la humedad en los pantalones de mi pijama la realidad me acaricio como siempre con su aliento gélido

Unos toques discretos en las puerta me despertaron nuevamente

"Todo el grupo se esta reuniendo en el río para la cacería de la liebre".

Me vestí lentamente, tenia tantas ganas de ir a una cacería como de hacerme un hoyo en la cabeza.

El grupo ya estaba completo y Dennis muy excitado corría de un lado a otro buscándome.

"Temía que te hubieses quedado durmiendo, este es uno de mis pasatiempos favoritos"

Había cerca de quince invitados, todos con casaca de cuero, botas, escopeta y el típico sombrerito inglés ridículo, yo no pude impedir reafirmar que la sociedad inglesa vive en el pasado.

La campiña inglesa luce falsa de lo bien cuidada, los montículos cubiertos de pasto verdísimo perfectamente cortado. Las casitas con piedra y adornos de madera lucían sus paredes blanquísimas y cada propiedad delimitada por una cerca baja de piedra sobrepuesta daban en conjunto la imagen de un cuento. Al llegar al río soltaron las liebres en el bosquesito artificial de arbustos y coníferas. Los animalitos corrieron asustados escapando de los tiros de escopeta. Mas allá un sirviente echaba a volar unos pichones para que su patrón al vuelo los matara. Sentí un hueco en el estómago y un reflejo de vómito, me separé del grupo y regresé a un lado del río. Un quejido como de dolor ahogado me hizo buscar su origen, detrás de unas piedras y escondidos entre las jaras la señora Catherine con la falda arremangada tenia sexo violento con uno de los invitados. No pude evitar que me viera pero, buscando huir del lugar regrese a la casa.

Ya era Domingo, perdido en mis pensamientos arreglaba la ropa en mi mochila. Solo deje afuera un suéter para el momento de la comida, la puerta se abrió de golpe. La señora Catherine entró de prisa

"Tu eres todavía muy joven y no sabes que las mujeres tenemos que buscar como satisfacer las necesidades que nuestros maridos evaden. Dennis mi esposo..." hice un gesto de alto con la mano y le dije, *"Perdone usted señoría, no se de que me esta hablando se le ocurre a usted pensar que yo podría con alguna indiscreción poner en peligro la armonía de una casa que tan bondadosamente me recibió?"* Ella me miró sorprendida después sonriendo me dijo, *"Se nota que a pesar de tu juventud eres un caballero"* después desapareció tan violentamente como había llegado.

"Tenemos buena suerte, la semana que entra volveremos a vernos"

Era Dennis que contento me encontró en el área de recreo el Lunes siguiente

"Mi mamá convenció a mi papá que buscara otra opinión para tu enfermedad. No entiendo porqué. Le caíste tan bien que quiere hacerte un favor"

"Tu madre es una dama bondadosa" contesté en forma neutra.

"Espero nunca la conozcas como yo"

"¿?"

"Nada, «perdóname» mi papá va a pedirle a Sir Williams que te deje salir el lunes de la próxima semana para llevarte al Saint George Hospital".

Primera Teoría
TEORÍA PSICOSOMÁTICA

El Dr. Robinson del Saint George Hospital se colocó parsimoniosamente las gafas y se sentó frente a un escritorio que parecía caer con el peso de toda su parafernalia: estetoscopios, baumanometros, lupas, punzones para biopsia, libros, recetarios, parecía empequeñecido con la impresión de estar frente a Sir Dennis.

Aunque tengo un gran placer en conocerlo, este se diluye en el hecho que desafortunadamente estamos frente a una enfermedad desconocida e incurable.

Hay una relación evidente e innegable entre la aparición de manchas y los problemas emocionales, hay que recordar que la piel es nuestra carta de presentación y lo que somos y padecemos se ilustra en ella como si fuera un espejo, a tal grado que en el subconsciente hay un mecanismo de unión que nos hace llevar a la piel nuestros problemas, fracasos y frustraciones, debo decir que hay otras patologías que presentan el mismo camino etiológico. En gastroenterología es frecuente la gastritis emocional o el colon irritable, en cardiología los latidos ectópicos o la taquicardia "ansiosa".

Muchas veces la autoagresión nos obliga a mancharnos la piel y las experiencias con fracasos nos llevan a mancharnos genitales y las partes erógenas que consideramos valiosas. Ésta seria la explicación de ciertas localizaciones del vitiligo como el pene y la región perianal.

Es frecuente que el vitiligo aparezca después de una experiencia traumática a tal grado que puede establecerse inmediatamente una relación causa-efecto la "angustia del alma y su impotencia" se manifiesta con perdida del pigmento. "Estos enfermos indudablemente presentan fácil tendencia a la neurosis alteraciones importantes en su personalidad que los vuelve angustiados nerviosos fácilmente irritables, con insomnio, sentimientos de autoevaluación introvertidos, deprimidos, hostiles, indiferentes y con gran dificultad para establecer relaciones afectivas y de amistad. En resumen se habla de pacientes histéricos y emocionalmente inestables".

En conclusión señor, el vitiligo es una reacción psicosomática, impredecible e imposible de tratar por un dermatólogo. Debo decir que hasta la fecha tampoco he conocido de algún éxito obtenido por un psiquiatra lo que nos lleva a considerarlo hasta ahora un "enigma médico y una enfermedad incurable".

Sin embargo, debo decirle que en algunas regiones del continente americano existe una enfermedad muy parecida pero de origen infeccioso llamada "mal del pinto".

El mal del pinto es una treponematosis cutánea crónica benigna muy parecida en sus manifestaciones al vitiligo y que existe en regiones tropicales como de dónde viene su "protegee" México, Centroamérica, Colombia, Perú, Ecuador, Brasil, etc. En México existe en regiones como Guerrero, Michoacán, México, Veracruz, Puebla y Tabasco. Es producido por el treponema Herrejoni, morfológicamente indiferenciable del treponema que produce la sífilis. La transmisión es de persona a persona y se ha sospechado que existan vectores en estas regiones por los insectos. El periodo de incubación va de 7 a 20 días apareciendo un chancro en el lugar de la inoculación que persiste de cinco a doce meses rara vez mas tiempo uniéndose a unas lesiones conocidas como "pintides" dando lugar al pinto temprano. De este pinto temprano se desarrollan los trastornos pigmentarios del pinto tardío. Es frecuente en esta enfermedad encontrar reacciones serolueticas positivas. Esta enfermedad no tiene curación espontánea y puede durar sin tratamiento toda la vida del paciente sic. Se inicia en partes descubiertas como piernas brazos antebrazos y menos frecuentemente en cara. Se inicia como una pápula escamosa de color rosado que se transforma en una placa eritemato escamosa de tipo psoriasiforme de bordes netos y rodeada de un halo hipocrómico. El paciente puede llamar a esta lesión "jiote" y es pruriginosa, posteriormente aparecen las pintides con cierto grado discrómico diseminadas en miembros superiores inferiores y tronco y cuando desaparecen dejan manchas hipercrómicas o hipocrómicas. Es peculiar su localización simétrica y la combinación de manchas acrómicas e hipercrómicas, las segundas apareciendo principalmente en regiones expuestas a las radiaciones solares aunque si el paciente es de piel clara presentara principalmente el eritema. Puede haber hiperqueratosis y descamación de palmas y plantas.

Para llegar al diagnóstico yo sugiero las reacciones serolueticas VDRl y BfTA que son intensamente positivas para evidenciar el T. Herrejoni en lesiones tempranas y tardías en campo obscuro. El diagnóstico es difícil por lo que varios médicos de América sugieren frente a una duda el tratamiento temprano con penicilina benzatinica, eritromicinas o tetraciclinas a dosis muy altas y continuar el tratamiento de las lesiones acrómicas como si fueran de vitiligo.

Pero regresemos al vitiligo y a la explicación de la despigmentacion de la piel después de factores psicológicos desencadenantes.

En el proceso biológico normal de la melanogénesis se forman metabolitos intermedios. Algunos de los cuales después de descargas dendríticas influenciadas por los derrames de adrenalina, se acumulan en suficiente cantidad que resultan tóxicos para el melanocito y entonces los melanocitos son destruidos por una inadecuada eliminación de estos metabolitos o por una producción excesiva de los mismos.

Recordando el esquema de la formación de melanina:

Tirosina... dopa (dioxifenil alanina)... melanina

Con la presencia de tirosinasa, cobre y catalizadores

La melanina así formada se distribuye en los queratinocitos por las dendritas de los propios melanocitos así también hay formación de melanina en el folículo piloso que en ocasiones ayudan a la repigmentación de las manchas hipo o acrómicas.

CRÍTICA DEL AUTOR A ESTA TEORÍA PSICOSOMÁTICA.

Aunque es innegable el hecho de que frecuentemente el vitiligo se manifiesta después de un trauma psicológico, como fue el caso del mismo autor, no podemos ignorar que esta situación es un desencadenante de un proceso ya latente y no manifestado. Existe un sinnúmero de individuos sometidos a factores profundamente lesivos como sería el caso de secuestrados o de pacientes del terreno psiquiátrico sufriendo de alucinaciones y traumas que en ningún momento desarrollan acromias o alteraciones de la melanina en general. Seguramente en el ámbito etiológico hay otros factores de gran importancia que se aclaran en las teorías expuestas a continuación.

Capítulo 2
TEORÍA DE LA CATALASA
Y LA SUPEROXIDISMUTASA

Inicié la universidad a los diez y ocho años, con los mejores exalumnos de mi colegio, con pase automático a la universidad debido a las calificaciones.

Era en la familia de mi padre la tercera generación de médicos, era también la idea escondida de que tal vez en el medio académico algún médico o investigador me dirigiera al camino de la repigmentación, era la esperanza falsa de que al oír otras enfermedades y otros sufrimientos olvidaría los míos era también la única forma de no tener que regresar al pueblo odiado que tan malos recuerdos me traía.

Muchísimos estudiantes en el grupo de primero, todos de clase diferente de miradas aviesas, de actitudes diversas, sin saber porqué, desde el inicio me perdí entre el grupo de extranjeros, tal vez porque eran los mejor vestidos, miembros de la élite de sus países, tal vez porque eran los pocos que no veían impertinentemente mis manchas o tal vez porque en cierto modo se salvaban un poco de mi rencor. Aprendí inmediatamente su acento y me confundí con ellos: salvadoreños, costarricenses, hondureños, guatemaltecos y entre ellos, separada y tímida una mujer vieja y americana nada atractiva, delgadísima y que tendría la edad de mi madre. La adopté inmediatamente como mi amiga. Su español era mediocre pero sus libros en inglés de los mejores, su coche Ford inmenso y las ganas de aprender histéricas como las mías, ella me prestaba todo, yo le traducía y explicaba los procedimientos en español, nos complementábamos.

El tutor del grupo le tocó ser al maestro de anatomía: un hombre inteligente de edad mediana simpático y de aire muy despierto, el Dr. Negrete Herrera, de inmediato nos simpatizamos, el con timidez veía mis lesiones, yo con admiración oía sus disertaciones el me pasaba a explicar la topografía que un día antes había enseñado, yo la estudiaba hasta memorizarla para repetirla, la asociación chocó en un principio, el grupo se sentía excluido pero como la materia era difícil y árida todos se acomodaron con el arreglo, después de cada clase Barba y yo nos separábamos y buscábamos una avenida en el campus donde estacionados estudiábamos en los dos idiomas hasta aprender todo de memoria, Negrete Herrera pronto aprendió a apreciarme y yo sentado hasta adelante ya no trataba de esconder mis manchas, parecía a veces que las clases las dirigía a mi, sus exposiciones a veces complicadas despertaban el rechazo del alumnado, entonces me hacía repetir los conceptos de mi viejo maestro y decía *"Con uno que haya entendido mi exposición prueba que fue correctamente expuesta"*. Poco a poco, me fui atrayendo la enemistad de los compañeros y los comentarios desagradables no tardaron en aparecer... *"¿Sabías que el viejo tiene un hijo dálmata?"*, *"Esos extranjeros no solo son creídos sino hasta vienen de dos colores para impresionarnos"* eran los comentarios que se escapaban de los grupos cuando yo pasaba. A medida que el tiempo corría mi acercamiento al grupo visitante se hacía mas firme, al grado que muy pronto fui confundido con ellos, aunque la pregunta era *"¿De dónde viene?"*.

La evolución de mi personalidad había sido sui generis, egresado de colegios elitistas y separado de los grupos por el miedo a la reacción que despertaba mi enfermedad, aunado al cuidado excesivo en mi atuendo para cubrir la mayor parte de mis manchas y el aire de ausencia que adoptaba para no ser atacado fueron creando una atmósfera de impenetrabilidad alrededor de mi que los estudiantes tomaban como "elegancia burguesa" solo "el maestro" y Barba, mi amiga entendían mi comportamiento.

"Después de que hayan captado la topografía del cuello, pasaremos al taller", dijo Negrete en forma misteriosa, *"Dividiremos la clase en grupos de seis y yo voy a supervisar la evolución, deben ser cuidadosos porque el material es caro y difícil de conseguir, empezaremos con el grupo uno quien trabajará y los demás verán y criticaran de acuerdo a sus conocimientos"*. *"Luis tu serás el encargado del primer trabajo, glándula tiroides y anexos"*. *"Todos con bata y material síganme"*.

Caminamos hasta el final del segundo piso, la estancia era grande y casi vacía excepto por un gran recipiente de aluminio en forma alargada al centro y en desnivel que despedía un olor penetrante y desconocido, *"Luis y Barba al centro los demás alrededor y en el primer desnivel, yo no haré nada, ustedes califican"*. Caminó hacia el recipiente y movió una perilla, la tapadera se separó de lado haciendo el papel de una mesa y de dentro del recipiente emergiendo de un lago de formol flotó de pronto lo tantas veces esperado, un cadáver. Todas las células de mi cuerpo se tensaron, sentí que me tiraban del pelo en todas partes un nudo en el estómago no me dejaba respirar y ahí, entendí los versos de mi madre. "En una caja abierta, ahí estaba tendido, para siempre callado, para siempre dormido, con los ojos abiertos, muy abiertos y mirándome como solo pueden mirar los muertos... sin rencor ni amargura, con sutil ironía y tal vez con ternura" sic. No pude guardar el lugar me separé impresionado, busqué la ayuda del maestro y vi sus ojos que me miraban con simpatía. Entregué a Barba el escalpelo, sabía que estaba reprobado pero dentro de mí, mi alma se aquietaba.

El cadáver era muy especial, en vida debió haber tenido un poco mas de mi edad, blanco de apariencia clase media, mucho mejor parecido que cualquiera de los presentes, ¿Cómo pudo haber llegado ahí? ¿Acaso su familia no lo había reclamado? ¿Por cuál de los vericuetos del destino había sido empujado a ese lugar? ¿Y su tumba? ¿El tálamo que los humanos brindan como último homenaje? Esa noche no pude dormir, lloré como solo había llorado al contemplar mi cuerpo manchado, en la cabecera de mi cama colgaba un cristo que burlonamente me miraba.

Pobre de ti Luis, pasaste muchos sinsabores, el aburrimiento de las materias básicas, la insensibilidad de los compañeros, la falta de experiencias emotivas propias de la edad, la virginidad forzada. Solamente tu amiga americana se apegaba cada vez mas a ti, estudiabas, muchas horas al día, estudiabas las materias y te preparabas en los libros de inglés para el "educational council" el examen al que todos los médicos extranjeros tenían que someterse para poder ejercer en estados unidos, tanta devoción tuvo que hacer mas difícil tu personalidad, apenas terminas una clase corres al campus a esperar a Barba para que subidos en su carro estudien las patologías del futuro, significado de cada tipo de leucocito, las bilirrubinas, el ciclo de krebs o del acido tricarboxílico, a una personalidad ya traumada, le agregabas la angustia del esfuerzo inesperado, todo eso daba ciertos frutos, los catedráticos te consideraban ya un estudiante modelo, los técnicos de laboratorio te pasaban fácilmente sus secretos, tus compañeros te catalogaban como "un sapo" inaguantable y las manchas de tu cuerpo avanzaban, ¡Cómo te autocompadeciste Luis cuando Rafael el "tico guapo" se le declaró y fue aceptado por Juanita, la hija del cónsul ecuatoriano que mentalmente ya te habías reservado! Pero ¿Cómo iba a hacerte caso?, TU NO ERAS NORMAL, ¡TODO MANCHADO!

En ese tiempo y resultado de las calificaciones sobresalientes principalmente las de bioquímica recibí mi primer coche, un buick descapotable muy elegante ¡Como si tuviera que descapotarlo para mejor lucir mis manchas! El resultado no se hizo esperar, inmediatamente surgieron de la nada, los compañeros o amigos que querían que pasara por ellos para ir a la universidad, todos ofrecían sonrisas zalameras, amabilidades fuera de contexto, pero ninguna ayuda para comprar gasolina "bastante me daban si yo los consideraba mis amigos". Una ocasión, después de un accidente el pobre coche que siempre transitaba demasiado lleno tuvo que quedarse en el taller, por la mañana esperaba el camión para ir a la universidad y entonces un Renault Gordini negro se paró a mi lado, de la ventanilla un estudiante cínico y siempre mugroso que se jactaba de hippie me dijo burlonamente "se acabó el coche, se terminaron los amigos" y el coche volvió a arrancar en medio del ruido de la risa de los ocupantes.

En esa época recibí el reconocimiento del Dr Massieu "Quiero felicitarte" dijo, "Hacía tiempo que no daba un diez, te lo ganaste limpiamente ¿Quiero saber si me ayudarías como maestro en las prácticas? El Director no se opone, el Dr. F. te espera para felicitarte y proponertelo. Así fue como continué dando clases y atrayéndome la enemistad de los demás alumnos. "Te felicito por la disertación de los hidroxilos, incluiste conceptos que yo no había dado y que inesperadamente había olvidado. Vamos ahora a explicar la formación, reacción y utilidad de los éteres."

Poco tiempo después se inició el período "gitano", llamado así por los alumnos porque había que trasladarse a los diferentes hospitales a recibir enseñanza de las diversas patologías, de todas, la que mas me entretenía era la clínica de psiquiatría en la castañeda.

"Buenos días mamacita" era el cliché que utilizaba para dirigirme a las enfermitas. Esta era una pacientita de edad indefinible aunque aparecía en su expediente una edad probable de setenta años.

"¿Cómo se siente ahora?"

"Muy angustiada"

"¿Por qué, que le paso ahora?" se enredó en su chal negro y tomó una actitud compungida.

"Es que anoche fui violada"

"¿?"

"Pero no le diga usted nada a nadie, porque me dijo mi violador que si se lo decía a alguien, me volvería a violar"

"¿Pero quien fue el sátiro mamacita?"

"Ese doctor de blanco, pero por favor no se lo diga..." Señaló a un compañero de mi grupo, un rubio hondureño que tenía la reputación de ser el mejor parecido de los visitantes de sólo 22 años.

Sentí una gran ternura por la desquiciada y fui a ver otro paciente para cubrir mi "cuota".

Hacía tiempo que había decidido que era con ellos con quien realmente me sentía a gusto, con los que casi no tenían contacto con la realidad, los que nunca me veían con mis defectos, los que habían viajado al laberinto del subconsciente y hecho ahí el nido de su existencia ¿Por qué me sentía tan a gusto con ellos? Entonces recordé un episodio de mi infancia.

Las mañanas del sábado cuando era niño, apenas daban las diez, salía corriendo a la entrada de la propiedad y esperaba pacientemente sentado a un lado del portón el paso de mi amiga Chabela. El ruido de sus zapatos la precedían, encaramada sobre unos altísimos tacones de delgadísima madera, una mantilla en jirones hecha de la zalea de un animal peludo, un vestido blanco de encaje antiguo con puntas colgando a cada lado, llegaba Chabela la loca. Siempre arreglándose unos guantes viejos y sucios y una joyería de hojalata brillante.

"Buenos días Chabela a donde vas tan de prisa"

"Te he dicho que en público siempre me digas Majestad"

"¿A dónde vas majestad?"

Su cara se iluminaba de satisfacción

"Llevo prisa, voy a contar mis trenes acabo de enterarme que me robaron uno"

"No puedo darte tiempo" me dijo y el ruido de sus tacones se perdía caminando de prisa hacia los andenes.

Ella hacía mi mañana, dentro de su alterada realidad ella creía lo que estaba viviendo, para ella su vida era la de una testa coronada y lo que la rodeaba, cambiaba de acuerdo a lo que ella percibía. No había penas, ni miserias, ni bajezas ni vergüenzas, solo los obstáculos que su mente enferma le ayudaba a resolver.

Yo me quedé sentado viéndola alejarse, seguro que ella era mas feliz que yo... me llené de envidia...

Poco tiempo después del cuarto año fuimos enviados a un hospital de "primera" donde debíamos pasar la clínica de gastroenterología, era un estudio complicado porque frecuentemente pasábamos algunas noches de guardia para aprender a manejar "urgencias". Ahí también me gané de inmediato el afecto del jefe de residentes. Las noches eran muy largas cuando no había emergencias y eso, aunado al bajo sueldo que recibían los residentes que no les permitía pasar al comedor del hospital dio lugar a que el jefe de residentes me dejara unos momentos a cargo de los procedimientos rutinarios mientras él salía con algunos colegas a cenar en algún restaurancito de los alrededores. Una noche, la rutina era más pesada que de costumbre, después de estudiar largo rato me quede dormido, las horas transcurrieron y cuando desperté eran mas de las cuatro de la mañana, las enfermeras corrían de un lado a otro y hacían sonar los recipientes de acero. El altavoz repetía insistentemente que el Dr. "x", el jefe de residentes se trasladara a un cubículo en el tercer piso donde un paciente entró en shock de origen hepático. Una enfermera se acerco a mi y con los ojos muy abiertos me dijo..."*Doctorcito se nos va el paciente y no podemos localizar a ninguno de los titulares, el residente no regresa y yo francamente me siento insuficiente*". No recuerdo cómo me deje empujar al cuarto del paciente, temblando de miedo me acomodé la bata blanca sobre aquel uniforme blanquísimo que cubría toda mi ignorancia. Yo nunca había estudiado medicina critica, ni emergencias, ni shocks de ninguna etiología, solo mi librito de constantes de laboratorio y el significado de sus alteraciones, pedí a la enfermera que me trajera de urgencia sus estudios y mientras canalizaba, recurrí por primera vez en mi vida a una oración hebrea que mi madre me había enseñado. No recuerdo haber hecho nada importante, solamente trataba desesperadamente de dar la impresión de que hacía algo y de contener las lágrimas que a cada momento me empañaban la mirada. De pronto, el paciente suspiró profundo, dejó escapar su aliento con olor a manzanas y empezó a respirar en forma regular, la puerta se abrió de golpe y el jefe de residentes entró seguido por uno de los médicos titulares. "*¿Quién hizo esto?*" preguntó viendo el movimiento del cubículo *"El Dr. Nava"* contestó la enfermera, no encontramos a alguien que se hiciera cargo y fue el único que aceptó ayudarnos. Yo me hice pequeño y me regresé temblando a la sala de estudiantes.

A la mañana siguiente oí que me llamaban al tercer piso, al cuarto del enfermo que había entrado en emergencia, me lavé la cara me peiné y tratando de esconder mi susto me dirigí donde me llamaban con la misma sensación que deben experimentar las reses cuando van al matadero. Richard Johnson, que así se llamaba el paciente, estaba semisentado en la cama recién estirada. No había algodones ni gasas tiradas ni el desorden que yo esperaba, profundamente pálido y ojeroso, con el color grisáceo que deben tener los recién muertos me miró, trató de sonreírme y apenas entendí que me dijo, *"Gracias, por favor no te pierdas quiero conocerte"* la enfermera entró y me señaló la puerta, *"Lo llevamos otra vez a terapia intensiva, pero insistió en verlo y que usted esté cerca de él doctorcito"*, entonces la reconocí, era la misma mujer pequeña que me había pedido ayuda la noche anterior. *"Pero usted se dio cuenta que yo no pude hacer nada"* le dije mientras salía de la estancia, ella me sonrió y cerró la puerta. Así fue como conocí a Dick Johnson y no sospeché en ese momento la importancia que llegaría a tener en el desarrollo de mi vida.

Por fin habías encontrado la verdadera amistad Luis, desde ese día ya nunca te sentiste solo, Dick te brindó el apoyo que tu familia nunca te había dado, sentiste su respaldo su guía y sus consejos a cada instante, tus manchas ya no eran importantes, esperabas los sábados que era el día que encontrabas a tu amigo, treinta y cinco años mayor que tú y que te enseño a jugar tenis, a no esconder tus piernas manchadas, a gozar tanto el jazz como la ópera, a entender el pensamiento americano y deseabas que ese día no terminara. Fue él quien te hizo volver a tener esperanzas de curarte, a hacer planes de estudiar en Europa, a sentirte mas cuidado que su propia hija porque él tenía una hija en E.U. y sobre todo a amar la esencia de los libros no como un escape sino como un medio de atesorar conocimientos y llegar a emular su personalidad culta y elegante. Habías encontrado otra vez a Dennis de Montbaugh pero ahora encerrado en un cuerpo americano.

Dick no obedecía a la idea que yo tenía de los americanos: su manera de vestir era elegante, su inglés sin el acento cuidado de los británicos era culto y bien pulido, pero lo que más llamaba la atención era la amplitud de sus conocimientos, sabía de escritores, de culturas diferentes, de comidas europeas, de teatro, de ópera, de lugares mexicanos, nuestra historia, todos los Sábados me invitaba a comer en algún restaurant diferente y aprovechaba para enseñarme un poco de lo mucho que sabía o para llevarme a oír la versión de mi enfermedad con todos los dermatólogos, internistas o científicos de moda y a pesar de que todos coincidían que lo mío era incurable me insistía en la esperanza y sobre todo en la lucha constante contra lo adverso. El conocimiento de Dick hizo cambiar tanto mi personalidad que mis compañeros lo notaron, me volví seguro de mí, menos tímido mas sociable y tal vez, un poco altanero. Yo tenía manchas, eso es cierto, pero yo era culto, refinado el mejor de la clase y a mi edad de veintidós años, hablaba tres idiomas perfectamente, con ese ambiente en el que me desenvolvía ya era un logro, solo tenía que esperar mi curación que según Dick algún día llegaría.

Cuando cursaba el tercer año de la carrera recibí carta de mi madre, donde me hacía saber que dos de mis hermanas se casaban en ceremonia católica el mismo día y que yo debería estar presente, la celebración sería en dos meses. Una de mis hermanas era dos años mas vieja que yo, la otra cuatro, había crecido muy junto de una de ellas pero siempre tuve una cierta desconfianza a su carácter: ambiciosa, fácil de perder la compostura, perezosa y físicamente vulgar, a pesar de que no era a mi gusto atractiva, su idea de ella y su estética era fuera de proporción con la realidad. Pocos sabían, excepto mi madre, que se comprometió con el novio de su mejor amiga, un descendiente de inglés muy conocido en la región y amigo de mi hermano. Cuando lo supe, mi premonición, que siempre las tenía, fue que eso sería un desastre. Nunca pude explicar la razón de mi antipatía por este nuevo miembro de la familia pero, mi relación con él era tirante, lo evitaba y mi falta de respeto por su actitud me llevó a serle hostil.

El tiempo me dio la razón, después del cuarto hijo, ella los abandonó siguiendo a otro prospecto. Entonces me desesperé otra vez conmigo mismo, ¿Porqué el buen D. me había dotado de premoniciones y no de los medios para evitarlas? Mi madre me miró profundamente y sólo me dijo *"Ahora entenderás porqué te dije que le tuvieras desconfianza a tu hermana, ahora te digo, si sigues cerca de ella te va a causar muchas tristezas"* Antes que pudiese reponerme me dio la espalda y me dejó lleno de preguntas y nadie a quien hacerlas. "¿Cómo una madre podía ponerme sobre aviso contra su propia hija?

Supiste muy temprano Luis, que los sentimientos debían de ser domesticados, que no debían expresarse libremente, que lo que está fuera de tu destino debe ser ignorado, pero también supiste que el amor para algunas personas está vedado, por claudicación anatómica o psicológica. Algunas personas y entre ellas tu, no debían buscarlo. Empezaste a creer también que tú, como tu hermana solo podrían traer desgracias a aquellas que tuvieran la piedad de amarte. Pero si no podías ser un individuo igual a los demás debías laborar para crecer en la dirección que el buen D. te había marcado. Algo de ganancia en tu evolución ibas logrando.

La piel continuaba despigmentándose, para entonces los párpados la comisura de los labios, el cuello las axilas, los dedos de las manos y los codos eran ya de un impertinente color lechoso, pero lo mas temible era la comezón que siempre preludiaba nuevas áreas, desde muy temprana edad la cabellera era plateada y las sienes blancas acompañaban simétricamente un carácter envejecido precozmente.

Aunque no asistí a la ceremonia de mis hermanas, principalmente por la angustia de regresar al pueblo que tanta repulsión me causaba, tuve que ir bien pronto después de eso por una situación muy dolorosa. Mi nana, una totonaca que fielmente me había querido y cuyo recuerdo me traía los momentos mas agradables de mi infancia, moría de vejez y según decía ella, de "tiricia" porque ya no me veía. No podía dejarla ir sin despedirme, aunque hacía mucho tiempo me había preparado para enfrentar la muerte, ahora la pura idea de perder un ser tan querido me rebelaba.

"¿Te ha leído mi madre las cartas que te enviaba?" le pregunté, no esperaba que me respondiera, sentada en su mecedora frente al fuego, me miraba con unos ojos grandes, llenos de lágrimas, y su carita parecía querer comerme para mantenerme junto a ella. *"¿Te acuerdas de la serpiente de los pastizales que venía a ordeñar a la vaca negra?, hace tiempo la encontraron muerta, dicen que la misma vaca cuando ya no tuvo leche la ha pisado, mi madre que no creía tu historia me lo ha contado, ya no tenemos que preocuparnos, ya no va a picar a la vaca"* sus ojitos no se separaban de mi cara manchada, sus manos hicieron un gran esfuerzo y me recorrieron las comisuras de los labios como si quisieran borrar las manchas, me hizo seña de que me acercara, la besé y dejó de respirar lentamente. Yo me quede a su lado, y desde entonces, mentalmente nunca me he quitado de su lado. Una semana mas tarde, todo el labio inferior después de una intensa comezón, lucía blanco.

Las manchas eran de bordes irregulares, se acentuaban del lado izquierdo del cuerpo, lo extraño era que siempre que aparecían iban precedidas de prurito pero algunas, parecía que iban a desaparecer y se coloreaban sin siquiera tratamiento, esto de momento me llenaba de la esperanza de una curación espontánea pero lo único que sucedía era que las manchas cambiaban de lugar y a veces salían mas grandes.

Coincidió mi regreso a la Universidad con que ya llevábamos medicina forense en el Hospital General y cuando llegué a casa, me entregaron el mensaje de que mi maestro de medicina forense me invitaba el sábado siguiente en la noche a ayudarle a hacer una autopsia "especial" estuve tentado a no asistir, a causa de la tristeza por la muerte de mi nana, la idea de enfrentar un muerto me aterraba.

Tú sabías Luis que la muerte para ti significaba solamente el final de todo, el máximo fracaso, la negación de toda la esperanza. Crecido en dos religiones y sin decidirte por ninguna te faltaba ese sostén que después te ayudó tanto constituido por la fe, y la idea del "nada" que representaba el cadáver, la negación absoluta ahora que la tristeza te embargaba te aterraba. Después de eso ningún esfuerzo podía llevarse a cabo, la búsqueda de una respuesta ahí terminaba, imposible evitar hacer una revisión de tu vida cuando estés frente a un cadáver, y ahora que te sentías solo, que la persona mas cerca de ti se había ido, te sentías impotente, necesitabas ayuda y recurriste a la imagen que te habían puesto en tu cabecera y ese día le rezaste, le pediste que te permitiera entender el secreto de tu camino y después, te quedaste triste sabiendo otra vez que tu imagen no iba a ayudarte.

"Sabía que no me fallarías" dijo el maestro mientras se vestía, buscaba sus guantes y me entregaba un tapaboca nuevo, *"pero ahora esto te va a interesar enormemente",* y destapó un cadáver, lleno de vitiligo, *"Yo estoy convencido, que la respuesta final de una etiología es la autopsia, aquí no hay disfraces de los síntomas, aquí no hay conjeturas, aquí, si eres cuidadoso vas a encontrar el camino que recorrió la patología y tal vez su principio. Pero recuerda, esto que vamos a estudiar, no fue la causa de la muerte de este sujeto, nadie mas que tú sabe que el vitiligo no duele mas que psicológicamente, el vitiligo no mata solo molesta en lo estético, fuera de sus manchas un paciente de vitiligo es tan sano como cualquier otro, este sujeto murió de infarto, su autopsia, debía ser un procedimiento rutinario, pero como padecía de tu enfermedad, vamos a aprovecharnos y buscar estudiarlo más, a ver si encontramos con qué se asoció el vitiligo y cuál fue la probable causa".*

A medida que el maestro avanzaba en su rutina de trabajo, me dictaba los hallazgos que consideraba me interesarían con relación a mi enfermedad, lo demás lo metía en su dictáfono para que después yo mismo lo mecanografiara y pudiese entregar sus resultados. De pronto hubo un alto, hizo que me refiriera al cuello del sujeto y me mostró la glándula tiroides, *"Mira el tamaño de ésta glándula, con relación al tamaño normal tenemos una desviación muy importante, revisa su historia seguramente este sujeto sufrió hipotiroidismo, su TSH debe de haberse reportado repetidamente elevado, hay que ver si no recibía levotiroxina en vida".*

Trabajamos muchas horas, terminamos cansados, debido a mi interés el procedimiento había durado mucho mas tiempo del rutinario pero llegamos a tres conclusiones en el sujeto que me interesaron: en el examen externo se presentaban además de las manchas de vitiligo, unos lunares con un halo blanco, que el maestro identificó como "halo nevus", en el examen de la cabeza, encontramos dos áreas de pérdida de pelo en forma de moneda que se identificaron como alopecia areata, patología frecuentemente asociada a alteraciones psicológicas recurrentes, y ya dentro del cadáver pudimos encontrar un encogimiento del tamaño de la glándula tiroides y un adelgazamiento importante de la cubierta de las suprarrenales.

"El camino a seguir ahora, me dijo, es hacer una correlación con la historia clínica que tuvo este sujeto en vida y cotejar posteriormente con la histopatología de tiroides y suprarrenales, que nos dé el laboratorio".

Llegué muy tarde a casa, pero lleno de ideas y esperanzas, con la premura en mi mente de que fuese ya de día para hacerme todos los estudios que me llevasen a comparar lo mío con lo del sujeto que habíamos estudiado. Llamé a Dick mi amigo le conté los hallazgos y platicamos largamente por teléfono sobre las implicaciones en mi enfermedad, esa noche, no dormí un solo minuto.

El sábado siguiente, Dick me informó que después de jugar tenis y de comer, tenía cita con un endocrinólogo de renombre al que le había platicado de mi caso y de los hallazgos de la autopsia.

TEORÍA DE LA CATALASA Y LA SUPEROXIDISMUTASA

El endocrinólogo, un médico muy conocido de un hospital privado nos recibió la tarde del sábado. Primero hizo una exploración cuidadosa de todas mis manchas y después se sentó a oírme con mucha atención. A medida que avanzaba en el relato de la evolución de mi enfermedad, me di cuenta que el médico se acercaba más psicológicamente a mí y pasaba de ser un paciente a ser estudiante de medicina con quien podía tener un diálogo.

"Es claro para mí que vas a entender fácilmente lo que voy a decirte máxime que, como maestro adjunto de bioquímica habrá algunos conceptos a los que próximamente estarás en contacto"

"Estamos conscientes de la evolución y punto final del vitiligo, pero también aceptamos que su etiología se desconoce no podemos establecer la relación causa-efecto, ¿Es primario o es la consecuencia de una alteración del medio ambiente del melanocito y en este medio ambiente del queratinicito y las células de langerhans?"

"Sabes también que se han encontrado alteraciones histológicas de tipo morfológico y ademas bioquímicas en las células de langerhans, en este sentido como tú sabes, yo igual que los dermatólogos hemos escuchado varias teorías que tratan de explicar la etiopatogenia de éstas alteraciones, pero para mí ninguna de éstas teoría excluyen a las otras sino que pueden sucederse fenómenos concomitantes durante la evolución de la enfermedad. Enfrentándonos a una patología considerada todavía un enigma yo tengo derecho a apegarme a una de ellas"-

Como tú sabes también hay de parte de los cubanos, algunos tratamientos que se basan en teorías bioquímicas y utilizan substancias derivadas de placenta humana para contrarrestar y equilibrar las alteraciones químicas del queratinocito y de las células de langerhans. Yo en lo particular difiero de ellos y me adhiero a la actitud de los médicos de la clínica Mayo que están siguiendo un protocolo de grupo para desmentir tales aseveraciones sic.

Una de las teorías de la patogénesis del vitiligo es la de la autotoxicidad que propone que la catalasa y la super oxidismutasa actuarían como barredores de la piel, impidiendo la concetración en ella del peróxido de hidrógeno el cual inhibe la tirosinasa, antecesor de la reacción de la producción de melanina sufriendo entonces una peroxidación lipídica a través de radicales hidróxilo muy activos y que al concentrarse traen una inactivación mayor de la catalasa lo que produce vacuolización de los melanocitos y muerte celular sic.

"Habiendo dicho esto, se supone que si pudiéramos administrar una molécula con acción parecida a la catalasa podríamos revertir y frenar la acción de los peróxidos y permitir la repigmentación celular.

Esto consistiría en la administración de una substancia similar a la catalasa que aplicada sobre las lesiones nos va a impedir la reacción química que permitió la aparición de estas lesiones. Si agregamos la aplicación de solarenos y radiaciones solares seguramente lograremos resultados satisfactorios.

CRÍTICA DEL AUTOR A LA TEORÍA

Siendo probablemente cierta esta teoría nos está dando una explicación de las consecuencias del vitiligo, pero no de su etiología, ¿Qué causó la pérdida de las substancias protectoras como la catalasa y de los barredores de los metabolitos tóxicos? El tratamiento de los síntomas no nos lleva a la curación. Extrapolándo, ¿Acaso eliminar la fiebre nos curará la neumonía?

Un día después en la universidad, recurrí al titular de bioquímica para lograr su interpretación a dicha teoría.

"Estoy confundido y desilusionado" otra vez le dije, *"la lógica de éste modelo me parece aceptable, pero lo que yo busco es una completa curación,*

hay varias preguntas que me inquietan ¿En dónde se produce la catalasa?, ¿Cuál es el centro regulador de esta producción? ¿Cómo podemos acceder a él y reconvertirlo?"

"Desafortunadamente no tenemos contestaciones a esas preguntas, pero ya que estás tan interesado repasemos juntos esos conceptos a la luz de lo que sí conocemos".

"La catalasa es una enzima que se encuentra en las células de tejidos animales su función es descomponer algunas moléculas tóxicas que se forman durante el metabolismo celular como el peróxido de hidrógeno logrando una reacción química que sería así" (dijo mientras escribía en el pizarrón)

2h2o2_____catalasa-_____2 h20+02

Por eso conocemos la reacción tan simple de la utilización del agua oxigenada en la desinfección de la piel donde aprovechamos el agua oxigenada y por la transformación de la catalasa se produce oxígeno que mata a los patógenos anaeróbicos, esta enzima pues, actúa como barrera fisiológica eliminado radicales libres y las especies reactivas del oxígeno que están implicadas en el daño celular. Y que se producen durante los procesos biológicos y en el intercambio celular con el medio ambiente. A veces estas especies reactivas como el anión superóxido (02), el radical hidróxilo(0h) y el peróxido de hidrógeno (H202) actúan en forma tal que las agresiones oxidantes pueden dirigirse a la producción cancerígena sic., a enfermedades inflamatorias, neurodegenerativas y senectud celular (vejez de la célula)

Normalmente la catalasa se encuentra distribuida en el organismo, hígado, tejido conectivo, epitelios riñones etc. a nivel celular la encontramos en mitocondrias.

En estudios realizados en riñón (1) la repercusión que siguió a un daño isquémico provocó pérdida de proteínas con compromiso de las funciones y descenso de la actividad de la catalasa sic.

Es más, en pacientes con insuficiencia renal crónica se encontró una disminución de la actividad de las enzimas antioxidantes. En conclusión, hay varios procesos patológicos en cuya etiología estarían involucrados los radicales libres hiperreactivos en exceso. En este caso, las enzimas antioxidantes como la catalasa y la superóxido dismutasa podrían brindar una solución vgr. En las lesiones hemorrágicas en la mucosa intestinal en la isquemia del miocardio, en el aumento del catabolismo después de las quemaduras, en la metástasis de la invasión tumoral y en ésta última, la administración de catalasa disminuiría éstas metástasis.

Pero en cuanto al centro de producción y regulador de la catalasa no lo conocemos".

Capítulo 3
TEORÍA AUTOINMUNE

Mi vida como estudiante "manchado" siguió su curso, con dos cambios importantes: el permiso para presentar el examen para ir a Estados Unidos ya era cuestión de meses, la solución para el servicio social en el ejército y después de mi examen profesional ya se tramitaba, pero mi tratamiento tomando como base las dos teorías por primera vez parecía funcionar, aunque la pigmentación que lograba sobre todo en cara era a todas luces sólo resultante del tratamiento local y la despigmentación en otras áreas me reafirmaba que todo lo que hacía solo era paliativo, sin embargo mi insistencia era ya necedad y el respaldo moral de mi amigo Dick me impulsaba a continuar mi búsqueda.

"Debes estar muy orgulloso vas a terminar con las mas altas calificaciones"

La voz de Esther, la novia de mi amigo, me sacó de mis meditaciones

"Todavía falta el internado y su calificación también incide en el promedio, espero me lleguen a tiempo mis papeles para ir a E.U. quiero ver otros horizontes, y tú ¿Dónde has elegido hacer tu internado?"

"Mis calificaciones no promedian ni ocho, tendré que esperar el boletinaje, de todas maneras, no quiero hacer de inmediato el internado creo que voy a esperar otros resultados".

Intuí inmediatamente a qué otros resultados se refería y temí que se acercaba una confidencia que no deseaba escuchar.

"Normalmente, perteneces al grupo que me rehúye ¿A qué se debe ahora que recurras a mí?, recuerda que mi influencia con mi amigo Carlos es muy limitada".

"En principio yo no te rehúyo voluntariamente, eres tú y tu excesiva timidez que te separa de todos, además no es con Carlos que quiero que me ayudes, te pido que intercedas con el Dr. Acosta de quien sé eres amigo y alumno consentido" el Dr. Acosta era un jefe de residentes de obstetricia.

"¿Y qué necesitas del Dr. Acosta?, debe ser grave para recurrir a alguien que influya buscando que te ayude".

"Estoy embarazada, no sé por cuanto tiempo y temo recurrir a un aborto hecho por alguien sin experiencia si tu influyes seguramente aceptara ayudarme".

"El aborto esta penado por la ley, no creo que mi amistad lo haga cometer algo penado, el legrado no te lo recomiendo si es hecho fuera de un medio hospitalario, pero además, ¿Está Carlos de acuerdo?".

"No es de Carlos"

"¿?"

"Es de Murillo". Murillo era un amigo hondureño, de raza negra.

"Y él, ¿Está de acuerdo?

"Por supuesto que no sabe, todo sucedió en un día de campo mientras Carlos dormía"

"¿?"

"Tu miedo entonces es que Carlos se entere de tu falta de ética", le dije con maldad y desprecio.

"No vine a oír sermones, para eso tengo a mis padres"

"A quienes seguramente no les comentaste de tu liviandad"

"¿Para que sepan que puedo tener un hijo negro?"

"Eso seguramente es lo que más te duele, un negro es bueno para darte placer, pero no para lucirlo como hijo tuyo"

"¿Me vas a ayudar o no?"

"Por supuesto que no, estoy en contra de la idea del asesinato, por otro lado veré con interés la reacción de mi amigo a tu falta de pulcritud"

"Ahora sé porqué naciste manchado, mi desliz facilmente lo cubro, pero ¿Puedes borrar tus manchas? Tu nunca tendrás un problema como el mío, no creo que ninguna mujer acepte tocarte"

"En cuanto a mi discreción, vete tranquila, a pesar de ser repulsivo soy un caballero", le contesté herido.

La aceptación para presentar el "educational council for foreign medical graduates" y la de mi presentación del servicio social como oficial de marina llegaron simultáneamente, lo que me presentó dos problemas importantes: por un lado debería urgentemente refrescar mis constantes de laboratorio y los exámenes que se suponen existían en E. U. y que no eran rutina en México y decidir qué haría primero. O bien pasaría el internado en el extranjero o haría un posgrado dejándolo para después de mi servicio social. Dick y Barba decidieron por mí. Era mejor terminar la carrera e ir a E. U. a un doctorado lo que me daría también la oportunidad de buscar algo allá que me guiara en la solución del enigma del vitiligo.

En Enero del 64 me presenté en la costa del sureste para embarcarme como médico de un barco durante un año que debido a mi disposición a la meditación se volvieron dos.

La recepción en el barco fue muy cálida y la oferta de amistad llegó de inmediato por todos lados, se me asignó un dormitorio individual en la enfermería y un marinero para que me ayudase en todas las maniobras médicas. El viaje fue hecho desde México con dos amigos de generación que se aprestaron a la nueva experiencia y que fueron asignados uno, a otro barco y el otro, hijo de militar de alto rango a una plaza en tierra en una importante isla turística.

El acostumbramiento a la nueva vida fue difícil, realmente la vida era en comunidad, como si fuese un koljos, aunque la separación de grados y de rangos era a la española, los comedores separados: la tropa tenía el suyo, comedor que yo nunca vi "los oficiales de escala de mar" aunque tuviesen grados muy altos estaba en la popa del barco y el comedor de los "oficiales de escuela" al frente del barco, cerca de los dormitorios de los primeros oficiales había tres marineros que servían los alimentos en este comedor y yo nunca supe si ellos cocinaban porque lo que consumíamos los oficiales de escuela era diferente a los demás. Era una comunidad muy elaborada a pesar que todo el cuerpo de navegación no pasaba de 70. Obviamente yo fui asignado al comedor de oficiales de carrera donde me situaron al lado del segundo comandante.

Fue muy difícil para ti Luis insinuarte en este grupo tan heterogéneo y al mismo tiempo tan cerrado. Su vida era casi comunal y sus momentos de privacía muy contados. Fuera del comandante los demás, aunque un poco mayores que tú eran muy jóvenes, abiertos, bromistas y tú acostumbrado a esconder tus manchas, escondido tu cuerpo y tu complejo en vestimentas convencionales, tuviste que usar un uniforme militar de verano sin mangas y durante la navegación frecuentemente "corto". Las manchas aparecían por todos lados y atraían las miradas. Muy tarde en tu vida Luis te viste forzado a vivir constantemente socializando, sin la facultad que siempre tenías de separarte lo más lejano posible de un grupo. Tenías ahora que forzarte a hablar y aparentar "ser natural" tocar temas a los que eras ajeno, inventar circunstancias con chicas, aunque notabas cuando te tocaba hablar a ti e inventar tus historias románticas que los ojos de la comunidad se centraban en tus manchas y tu presentías que nadie te estaba creyendo y que en el fondo se burlaban de tus mentiras.

Rara vez estábamos en el puerto al que pertenecíamos pero cuando llegábamos, se notaba de inmediato el ajetreo de la preparación para bajar a las 5 de la tarde del barco. Todos querían bañarse primero, se rasuraban, buscaban el mejor uniforme y se peinaban mucho tiempo frente al espejo como si así mejoraran su aspecto. Yo, por mi parte me separaba de todos, no tenía a dónde ir y veía pasar los días con la esperanza de que llegara otra orden de navegación y de aislamiento en el mar.

Llevábamos 5 días de navegación, sentado a un costado me entretenía estudiando alemán y de vez en cuando, veía a los pequeños "peces voladores" que saltaban varios metros de distancia, como eran muchos, el espectáculo era impresionante, el sol se metía a lo lejos y sus reflejos rojizos le daban un aspecto amenazador al mar, a pesar del calor sofocante y el mar en calma me recorrió un escalofrío, para evadir el miedo y las insistentes premoniciones, decidí subir al "puente de mando" a ver al segundo comandante. Lo encontré buscando en el cielo con un aparatito de espejos encontrados y de forma de abanico invertido parado en uno de los extremos. Me hizo seña que me esperara mientras terminaba, yo me separé pensando que tal vez pertenecía a algunas de las sectas revividas de alquimistas que a cierta hora hacen sortilegios en contacto con las estrellas.

"¿Qué es eso? ¿Te acerca las constelaciones? ¿Me permites usarlo?"

"No, no puedes tocarlo, no sabes usarlo y está prohibido, sólo los oficiales de navegación podemos usarlo"

"¿Qué es? ¿Para qué sirve?"

"Es un sextante, sirve para regular y encontrar el rumbo"

"¿Estás bromeando? Los sextantes hace mucho tiempo dejaron de usarse, ¿Es para tu clase de historia de la navegación? Pero tú ya estás recibido

"¿En dónde crees que estás? Aquí todavía los usamos"

"¿Y el radar? ¿Y los instrumentos de navegación, ¿La ecosonda y todos los aparatos? ¿Reconfirmas los datos por comparación?"

Mi interlocutor sonrió divertido, *"Estamos en la armada mexicana, este guardacostas hace muchos años no tiene radar ni ecosonda, es una carcasa desperdicio de la guerra de Corea"*-

Mi premonición se refería entonces a "algo" que iba a enterarme. ¡Navegábamos igual que cuando Cortés vino a México! El mar se me hizo más negro, más inmenso más omnipotente, más profundo.

No todo era incierto Luis, de pronto, tus sentimientos se encontraban: por un lado, te sentías a la deriva en una nueva experiencia donde te encontrabas inseguro, pero por otro, las manchas de tu cara con el nuevo tratamiento se hacían cada vez mas pequeñas y perdían con el paso del tiempo su énfasis en la blancura y por lo tanto eran menos conspicuas, afortunadamente durante la navegación no tenias obligación alguna mientras la tripulación estuviese sana, solo dedicabas largas horas a preparar tu examen en la embajada y a someterte al sol con las nuevas fórmulas. En un principio los marineros que afanosamente rascaban la cubierta para liberarla del sarro te tomaban por un orate cuando te veían semidesnudo tomando el sol tan fuerte, al correr los días, se daban cuenta que, aunque sí eras excéntrico, lo que seguías era un tratamiento que muy lentamente daba resultados.

Con cuanta paciencia y con cuanta insistencia querías colorearte, sentirte normal, mezclarte socialmente con los demás oficiales e ir a los bailes del puerto y tal vez, con un poco de suerte encontrar una mujer que se interesara en ti.

Era un 5 de julio y la vida continuaba con su vaivén habitual, estaba en un momento de descanso de la tripulación que yo aprovechaba para dar algunas clases de inglés a cinco marineros. Estábamos sentados en estribor y nos habíamos desconectado del mundo, concentrados solamente en las expresiones más rutinarias del idioma, cuando uno de los marineros escuchó algún ruido que yo no había alcanzado a oír. *"Parece que lo buscan en el puente de mando"*, los demás corroboraron.

Corrí hacia el puente y ahí, el comandante con varios oficiales me esperaban.

"¿Qué tan bueno es su inglés?" me disparó apenas se percató de mi presencia.

"Más de 95%, viví en Inglaterra"

"Va a tener oportunidad de comprobarlo, ahí enfrente hay un velero encallado", mientras me pasaba el "Telescopio" orgulloso.

En efecto a lo lejos y varado entre las piedras de un cayo, un velero reposaba casi el vientre a un lado, un poco más lejos tres figuras humanas se adivinaban sentados sobre las piedras

"Pregúntele si quieren que los ayudemos, dígales que somos un guardacostas mexicano"

"Tome el altavoz y les traduje".

Con inmensa alegría asintieron.

"Dígales que mandaremos una lancha para que firmen que aceptan nuestras maniobras".

Un momento después la lancha regresaba con el papel firmado y tres visitantes a bordo, de inmediato me hice cargo de ellos y les ofrecí unas frazadas limpias y un poco de la sopa de tortuga que hacía ya tres días comíamos después que el comandante había "comprado" una tortuga gigante a unos pescadores ilícitos cubanos que habíamos interceptado.

La operación "rescate" del velero se iniciaba y de la bodega salieron muchos tanques vacíos de diesel que fueron llevados y amarrados alrededor del velero, creando una especie de balsa que debería hacer flotar al velero una vez sacado de su "cuna de cayo de coral y rocas", mientras, los americanos me contaban su "odisea" durante el mal tiempo de hacía tres días y cómo al verse lanzado el velero por las olas había fallado la ecosonda y el radar y cómo fueron lanzados contra aquel cayo y cómo pasaron varias horas esperando ayuda hasta que "tal vez como respuesta a sus rezos" llegamos nosotros brindándoles ahora la esperanza del regreso a Florida, yo los escuchaba atentamente con una sonrisa, deseando al mismo tiempo compartir su optimismo y esperanza, aunque con la inquietud de estar consciente que no era la buena suerte lo que sus rezos habían atraído.

"No deben jalarlo todavía", decía un viejo marinero mientras ayudaba a amarrar las cuerdas del cinturón que se había puesto al velero, *"No se ha certificado si el velero no tiene el casco destruido",* como es de suponer nadie le hizo caso, no era mas que un marinero, sus comentarios podían haber molestado la amplísima experiencia de nuestro comandante, el barco empezó a balancearse, primero, por las olas que se cortaban

de través y segundo, porque el dragaminas empezaba a girar sobre sí mismo atrayendo en su movimiento los grandes botes de diesel que amarraban el velero, después todo sucedió muy rápido: el barco jaló bruscamente, el velero crujió con el esfuerzo, se mantuvo un momento a flote y después lentamente se fue hundiendo hasta desaparecer con un remolino en el mar, al mismo tiempo que varios botes surgieron uno tras otro y quedaron flotando.

"Al menos recuperamos los botes" dijo en son de burla en la proa, el marinero.

Lentamente también, pero sin detenerse las pequeñas "pecas" aparecían sobre todo alrededor de los ojos y en la mancha de la barbilla; a veces se unían y hacían disminuir la despigmentacion. Era indudable que el tiempo dedicado a experimentar el tratamiento empezaba a dar frutos, pero se iba aprendiendo algo: Las exposiciones solares parecían una paradoja. Si no había sobre la piel las soluciones con psolarenos se manifestaban perjudiciales y también al broncear el color hacían las manchas mas conspicuas, pero si la solución que "invitaba" a la pigmentación se encontraba sobre la piel éstas ayudaban a recuperar el color. El cuello también empezaba a mostrar signos de pigmentación pero lo que más me alentaba era ver que las manchas impertinentes de los ojos lentamente se iban diluyendo y con cierta luz de la tarde casi no se veían, además con el tranquilizante que me prescribió el Dr. Robinson, tomado esporádicamente, al faltar las manifestaciones de angustia sentía que me invadía a veces y por vez primera un "bienestar" que antes nunca había tenido "ya no esperaba contra toda esperanza".

"A lo lejos, el mar se unía al cielo y yo experimenté que en mí, también sucedería".

Si hubieras sabido Luis, todo lo que te esperaba, no hubieses llenado de contento tu espíritu, afortunadamente la vida te iba enseñando con sus vaivenes que lo que tenías que aprender era que sólo la insistencia y la necedad para conseguir lo que te habías propuesto iba a permitirte llegar. Pero pobre de ti todavía no sabías que llegarías tan herido. Un día tus vivencias se volverán recuerdos y los recuerdos tristes te harán sufrir dos veces.

Era un fin de semana asoleado, todos se disponían a abandonar el barco, tú te vestiste de blanco, era Verano y el calor era insoportable. Habías recibido de tu amigo médico del otro barco, que por casualidad estaba en el puerto la invitación para ir al baile de los "flamboyanes". Normalmente como él soñaba con emigrar a Canadá, donde no se requería el examen, te había pedido que siempre cuando estuviesen juntos se hablasen en inglés para permitirle mejorarlo y seguir tu acento, pero eso despertaba recelo en los demás oficiales que no hablaban inglés y sospechaban que se estaba criticando el medio en el que se movían. Esta situación te trajo algunos sinsabores, fue precisamente uno de los oficiales más ignorantes el que inventó el rumor de que él entendía el inglés y había captado que cuando los demás no estaban se criticaba en inglés para que nadie entendiera a todos y cada uno de los oficiales y sus parejas. Tú, Luis que no solamente no socializabas con ellos, sino que rara vez bajabas del barco y por lo tanto, no conocías a las parejas, después de esto tomaste la decisión de bajar a puerto alguna vez.

"Ustedes son los nuevos oficiales de sanidad, no son tan feos", dijo una muchacha larguirucha y desgarbada, descendiente de alemanes y de "la mejor sociedad" local.

"Con mucho gusto de conocerla, es para nosotros un placer", dijo Alberto, que así se llamaba el otro médico.

"No son tan feos, para ser producto de importación, ¿La timidez es parte de la enfermedad de tu amigo o es mudo?"

"También a mí, me da gusto conocerla, y si no hablaba era por estar ocupado viéndola, tampoco usted parece producto de la región, tiene rasgos alemanes"

"Soy descendiente de alemanes, tercera generación, mis padres tienen aquí una flota pesquera"

"Por qué no en lugar de darle mi curriculum incluyendo posesiones, solamente bailamos" dije con sorna, *"Mi enfermedad no es contagiosa"*

Ella asintió con una sonrisa y en un momento ya estábamos al centro de la pista, baile que solo fue por un breve instante. La moda imponía bailar separados y el calor intenso me hizo sudar profusamente, en unos cuantos minutos mi camisa blanca era un trapeador mojado y esa vergüenza sumada a la pena por mis manchas repercutió en el baile donde me volví torpe e inadecuado.

"¿Nos sentamos y me invita un refresco? Me llamo Dunstana"

Su gentileza me impactó, seguramente evadía la crítica y la censura, adiviné una naturaleza amable en ella, pudo haber sido mi sonrisa bobalicona que le llamó la atención. "¿Por qué sonríes?"

"Me simpatizas, gracias por tu amabilidad" dije apenado

Ese fue el nacimiento de una dulce amistad, que desafortunadamente no duró mucho.

Además de mi trabajo en el barco, tenía la obligación de dar consulta en la clínica de la capitanía de puerto en los períodos de reposo del barco, pronto se corrió la voz de un "médico militar atinado" y la cantidad de pacientes aumentó en tal forma que tuve que solicitar ayuda a mi amigo de servicio que no tenía tanta suerte. Sumado al "pequeño sueldo" de la armada empezó esta nueva entrada económica a crearme la fama de "extraordinario partido" entre la gente del pequeño pueblo y las mujeres que antes me evadían empezaron a sonreírme y a ser más amables conmigo.

Los períodos de navegación eran largos, la ociosidad en ellos pesada, fuera de ser responsable de la salud de la tripulación y de las clases de inglés que gozaba cada vez de más oyentes, tenía largos períodos para mi curación y el estudio. La cantidad de libros leídos iba en aumento, libros que tenía que pedir que me enviara mi madre pero que gracias a las consultas extras podía pagar muy facilmente.

Era un domingo del mes de Agosto, era una mañana nublada que nunca olvidaré, era una actividad desenfrenada del mar que cada vez más nos balanceaba. Era también una de las peores premoniciones que me ahogaba. Y me traía el estómago a la boca, los marineros resbalaban a cada instante y tenían que amarrarse de cualquier saliente en cubierta para poder continuar con su labor acostumbrada de "rascar" el sarro de cubierta para después pintarla, actividad interminable pues apenas acababan, la salinidad del mar y sus condiciones ya habían semi-herumbrado donde habían iniciado.

De pronto, vimos levantarse a nuestro costado una gran ola que yo calculé de varios metros.

Los marineros empavorecidos, empezaron a correr hacia la escalera de descenso, yo apenas alcancé a quitarme el cinturón para amarrarme a una barra de cubierta cuando el agua con gran fuerza barrió el barco llevándose todo lo que en la parte superior se encontraba escurriendo por todos lados e insinuándose por todos los recovecos con fuerza como buscando qué llevarse. Las sirenas de emergencia empezaron a sonar y es entonces que yo abrí los ojos empapado, el cinturón desgarrado, los pantalones a media cadera y asido fuertemente a la barra, a unos cuantos centímetros de mí, el mar negro y sólido como una plancha, amenazaba tragarse todo. Con todas las fuerzas que emigraron a todo espacio de mi cuerpo me fui gateando y resbalando hacia el hueco de la escalera seguro que de un momento a otro una nueva ola me llevaría.

No, no quería morir, era la primera vez que veía el momento final frente a mi vida y decidí mientras gateaba que aunque no me había considerado feliz, aunque fuese manchado y solo quería seguir viviendo, todavía no estaba preparado para ir a reclamar al más allá lo injusto de mi existencia.

Cerca de la entrada, varios marineros se habían organizado en una cadena para tomarme y asirme cuando estuviese a_ alcance. Todo sucedía muy rápido el barco se zarandeaba cada vez más y por momentos, caía en una especie de vacío que dejaba a lo alto nuestros estómagos.

Una vez dentro, recargándome en las paredes me fui directo a la enfermería un marinero viejo me gritó al verme pasar a un lado de su refugio *"Ahora si nos llevó la chingada doctorcito, rece si sabe"*. Después de varios largos minutos pude llegar a lo que quedaba de la enfermería: todo el instrumental rodaba por el suelo los frascos de solución isotónica rodaban destapados algunos rotos en medio de las cobijas de la cama de exploración y en una esquina del cubículo, el marinero asignado como mi ayudante sollozaba quedamente, era un niño, seguro no llegaba a los dieciocho años. Los ruidos junto con el crujir del barco iban en aumento, yo me recargué en una de las paredes y resbalándome poco a poco quedé sentado. No había nada que hacer, solamente contener el estómago para no vomitar, cerrar los ojos fuertemente y esperar.

"Seguro nunca había pasado por esto, doctorcito" dijo el comandante cuando me vio entrar al comedor donde se reunieron los oficiales de escuela después que el mal momento hubo pasado.

"Creo que tuvimos todo un picnic" contesté fríamente tratando de ser inglés, aunque las piernas todavía me temblaban. Los oficiales que ahí había me miraron sorprendidos. *"Esperábamos que quisiera ya irse a su casita"* dijo uno, *"Es más valiente que muchos marineros, ¿Ya había vivido esta experiencia?, se le catalogó grado tres y todavía no ha terminado"*.

El barco seguía moviéndose como si fuera de papel y tenía setenta metros de "eslora". Las comunicaciones según me enteré después por mi amigo "el traca-traca" que así les apodaban a los de las comunicaciones por el ruido de su aparatito para enviar la clave morse, estaban suspendidas y que además el agua de reserva había disminuido importantemente y toda la bodega con enseres de comida era un caos, en cuanto al equipo humano de navegación dos marineros y un primer maestre estaban deshidratados y con hipotensión arterial por los episodios de náusea y vómito, principalmente el oficial lucía tan mal que podría entrar en shock. Nos dedicamos mi asistente y yo a buscar un equipo y solución fisiológica para pasar una transfusión de inmediato, pero todo estaba por los suelos y aunado a la dificultad para mantenernos parados por el vaivén del barco tuve miedo de no actuar a tiempo, además, tenía la seguridad que los "equipos de transfusión rodando en un medio mojado, se hubiesen contaminado.

Después de navegar toda la noche en medio de un mar sombrío y agitado la mañana no parecía mejor. Desde la ventanilla podía ver que el mar apenas nos cubría y cuando no lo hacía el cielo se adivinaba negro y lleno de nubarrones, la lluvia era insistente y unía el mar con el cielo, entonces y en medio de mis maniobras para mantener horizontal y atado al oficial con el que no alcanzaba a comunicarme, llegó un marinero llevándome la orden de ocurrir al puente de mando,

El comandante y su segundo mantenían la dirección con dificultad, la gran rueda de timón giraba a gran velocidad y él, con un instrumento extraño miraba al frente al mar tratando de mantenerse en una posición aunque el movimiento del barco no lo dejaba. Me hizo seña que me pegase a la pared y que me acercara.

"Afortunadamente, nos tocó un doctor valiente, ahora espero que también sea discreto. Acabamos de recibir la orden de dirigirnos a otro destino donde va a probar sus conocimientos, es un destino «confidencial» y si el mar lo permite lo tocaremos en 48 hrs, vea cuanto material tiene y medicinas de emergencia, repórtemelo inmediatamente porque otro barco vendrá a unírsenos, pero sólo podrá traer algunas cosas y las medicinas que usted considere que necesita, será usted el único médico y la situación está considerada de emergencia. Inútil decirle que esto es confidencial y no puede platicárselo ni a usted mismo"

"Temo que con el "zarandeo" no haya quedado mucho equipo en buen estado" contesté.

"Era su responsabilidad cuidar el equipo mas que su vida doctorcito, debió preveer este percance y preservarlo. Vaya dedíquese a sus enfermos y junte lo que tenga y en una hora me da las cuentas".

Bajé confundido y preocupado, era muy difícil mantener el equilibrio y con tres enfermos, el equipo todavía rodando por el suelo y la orden del comandante sentí que las tareas juntas no podían llevarse a cabo a la perfección, pedí a mi asistente que dejase de preocuparse y me ayudase a reunir los medicamentos en buen estado para separarlos y ponerlos a salvo en medio de aquellos muebles que habiéndose despegado con la fuerza de los impactos rodaban por el suelo, el quejido del primer maestre me sacó de mi ensimismamiento, la aguja de la transfusión había salido de la vena y la solución al llegar al músculo estaba produciendo edema y dolor intenso, decidí olvidarme de momento de la última comisión y dedicarme a los enfermos.

El barco cambió de dirección, empezó a navegar "contra el viento" y aumentó su movimiento. Por el cristal opaco y frecuentemente cegado por el agua pude ver que el mar ofrecía cada vez mas resistencia, aumentaba su amenaza. No podía decir por lo que veía por la ventanilla si lucía sombroso o negro intenso pero el cielo, siempre unido al mar daba la impresión que sobre nosotros caía. El cansancio era inmenso, los brazos me temblaban me dejé caer a un lado del enfermo y sin darme cuenta me quedé dormido.

Desperté al día siguiente, los tres enfermos ya lucían mucho mejor, el primer maestro me sonrió débilmente cuando abrí los ojos.

"Gracias doctor ya salí de ésta" me dijo *"Parece que ya todo está pasando, ya permitieron, si es necesario salir a cubierta."*

Afuera el viento era todavía muy fuerte y las olas más grandes de lo que nunca había visto. El común denominador era agua, todo apenas se adivinaba en medio de los chorros de agua que de todos lados escurría, traté de darme cuenta qué pasaba pero no se alcanzaba a ver nada, regresé al camarote recogiendo a mi paso los diferentes marineros que entre sus vómitos y malestar no habían tenido suerte. Los tres ayudantes que voluntariamente se prestaron a llevarlos a la enfermería parecían sobrepasados por el esfuerzo. Ya tenía quince marineros a quien limpiar y cuidar. Todo el resto del día me lo pasé atendiéndolos y dándoles a su tiempo antieméticos y pequeñas transfusiones para restablecerlos. Las horas pasaron rápidamente.

Al amanecer el barco solamente tenía el movimiento de las olas, el ruido de las maquinas había cesado y se notaba un movimiento diferente en la tripulación, el ruido de pasos frente a la enfermería era continuo, abrí la puerta de la enfermería y vi muchos marineros pasando por el corredor hacia la puerta de cubierta.

"¿Qué sucede? ¿A dónde llegamos?"

"Estamos fondeados, suba a ver usted mismo, ahora sí va ver algo bueno"

El espectáculo era triste, mas allá del mar todavía embravecido, como a 1 Km. de distancia una isla pequeñísima albergaba un faro, cientos de nidos de pájaro "bobo" y en uno de sus extremos, como "abrazado" por muchas rocas, un barco inmenso como el nuestro, yacía sin movimiento, estático, parecía tan triste que se diría que lloraba, detrás de él muchas pequeñas tiendas de lona, con marineros sentados y en poses desoladas.

"Encalló el día de la tormenta, no tienen agua limpia ni médico, no pueden ir a tierra, lo están esperando a usted" Dijo un marinero mientras se apresuraba a ir a ayudar a bajar el lanchón que estaba amarrado a babor. Cuando lo bajaron, el movimiento violento de las olas pareció voltearlo, bajaron una escalera de cuerda y varios marineros se aprestaron subirse al lanchón. La voz del comandante se dejo oír ordenando que yo subiera con mi maleta de medicamentos en el primer viaje. Yo sentí cerrarse el corazón bajo el uniforme, unas ganas inmensas de orinar y un temblor incontrolable en las piernas. Con toda la precaución posible me dejé resbalar a la lancha y cinco marineros se apresuraron a recibirme, pues sabían que yo carecía de pericia, cuando los pies tocaron el piso de la lancha no había un espacio de mi cuerpo seco y chorreaba como si me hubiesen mojado con una manguera.

El lanchón despegó a gran velocidad entre las olas que nos pasan por encima, nos cubrían para dejar paso a una nueva ola y yo, con los ojos fuertemente cerrados me sostenía de algo o de alguien para no caer al mar, después un marinero me enseñó sonriendo un moretón en la espalda producto de mis uñas que al enterrarse en ella me dieron estabilidad.

Cuando llegué al cayo, bajar del lanchón se presentó casi imposible, aunque los marineros lo tenían a duras penas sostenido para que la fuerza del mar no lo arrancara, mi impericia me hizo caer al agua y levantarme angustiado tratando de no ser arrastrado. ¡Qué triste espectáculo encontré cuando me hube repuesto del miedo de la caída al mar!; Chorreando, tiritando con el orgullo deshecho y lleno de vergüenza traté de levantarme para ir a presentarme, pero entonces me di cuenta que nadie había puesto atención siquiera a mi llegada, todos ocupados en su miserable situación: 74 hrs sin agua potable, los sesenta marineros que quedaban con sus oficiales ya habían consumido la poca reserva del farero.

El agua del barco encallado se había contaminado, pero algunos marineros con la sed intensa se habían arriesgado a consumirla y ahora muchos tenían una fea diarrea y en aquel pedacito de isla arenosa llena de pájaros empollando no tenían dónde esconderse y algunos a pesar del horrible movimiento del mar se metían para satisfacerse. Los alimentos ya empezaron a escasear, las provisiones nuestras deberían ahora dividirse en 120, y los medicamentos que yo traía apenas durarían para unos cuantos días. La actividad de inmediato se inició y todos se aprestaron a ayudar a los lanchones que descargaban el barco recién llegado.

Inicié la exploración de los que parecían más débiles, repartimos antidiarreicos y antiamibianos, sabía que no iba a tener la oportunidad de estudios para determinar la bacteria causante del problema, pero tenía la certeza del agua contaminada con las aguas de desecho. De pronto, la imagen de uno de ellos con un rictus doloroso en el abdomen me llevó a hacer más minuciosa la exploración y al final del día, la amenaza de una hepatitis no me dejó descansar.

Busqué al comandante y al enterarme que se preparaban para zarpar buscando víveres, medicinas y a llevar al comandante del barco accidentado a presentarse para ser juzgado, preparé la lista de medicamentos y una carta donde hacía del conocimiento de la superioridad mi temor de una epidemia de hepatitis, al caer la tarde, llegó el otro dragaminas con mi amigo que venía a ayudarme y entre todos los medicamentos me traía una carta amable de Dunstana donde me hacía partícipe de su preocupación por mi "paradero".

Los siguientes días pasaron como viento huracanado. Teníamos que separar dentro del faro los enfermos con fiebre y los candidatos de hepatitis y afuera donde la dificultad para transitar entre los pájaros anidados en el suelo, el viento y la lluvia nos hacia la tarea pénible nos dejaba a mi amigo Alberto y a mi exhaustos al anochecer. Después de diez días el primer caso con ictericia, dolor abdominal intenso y fiebre nos despertó aterrados.

Con tantos habitantes para esa pequeña isla y el movimiento continuo de mis ayudantes, los pájaros decidieron que su época anual de reproducción se había echado a perder y uno a uno empezaron a emigrar dejando cientos de nidos con huevos. El último nos sobrevoló varias veces y despues de emitir un graznido que más parecía una carcajada burlona desapareció en el horizonte.

Regresé a México con mal sabor de boca pero con muchas novedades: mi cara ya se había casi coloreado, solamente me quedaban unas manchitas a los lados de la comisura de la boca que se notaban más cuando sonreía. El color total en cara y brazos había subido intensamente y ese bronceado se me antojó que me era benéfico. Ahora, ya no temía tratar la hepatitis y había aprendido a ordenar enfermos de acuerdo a su reacción y a llevar los procedimientos apropiados para impedir la explosión de una epidemia, aprendí también a sobrevivir guardando el agua de lluvia y a "socializar" oyendo los problemas de los demás sin pensar que yo era el "rey de los desgraciados".

Qué gran diferencia, era ahora Luis, tu momento de "toilet", antes evitabas verte cuando te rasurabas, cerrabas los ojos para no ver tu reflejo de "mapache" en el espejo y siempre terminabas lamentándote por esa apariencia que tanto detestabas. Tu alma que quería volar estaba encerrada en esa prisión horrorosa de dos colores. Ahora, la imagen que te devolvía el espejo era agradable, podría decirse con un poco de bonhomía que era una imagen casi estética. Te pasabas largos momentos sólo viéndote, tratando de reponer tantas horas que no te habías contemplado, entendiste lo que el mito de Narciso frente al lago representaba y cuando terminabas, eras ya un individuo seguro y tenías ganas de bromear con todos. Los demás notaron tu cambio y ellos mismos empezaron a dejar de alejarse. Todavía tenías las manos manchadas y las piernas continuaban despigmentándose, pero si cubrías eso, hasta podrías pasar por un individuo "bien parecido".

El examen profesional fue un éxito, hubo felicitación de los sinodales y uno de los maestros se acercó después a darme un abrazo, a desearme éxito y sus palabras aún "rebotan" en mi memoria: *Lo que más admiro de ti es tu insistencia, te observé y me asombró el cambio de tu cara, pero al ver el desarrollo de tus temas no pude dejar de notar que ahora eres producto de tu necedad y esta necedad un día te ayudará a triunfar, por el amor de dios, no dejes de ser necio*

Partí hacia Connecticut con un pequeño equipaje, pero lleno de esperanzas, mi madre y Dick me despidieron ambos asegurándome que pronto estarían de visita. Sus deseos y su optimismo me sirvieron sobre todo los primeros días que marcaron el rumbo de mi futuro. Al llegar al Hospital de Dambury, el Dr. Shwartz, jefe de residentes nos dio la bienvenida, éramos quince nuevos residentes y yo, el único mexicano, pero había dos europeos y varios afroamericanos. De inmediato y el primer día me di cuenta qué tan lejos estaba de los médicos americanos, sus conocimientos de la medicina práctica me sobrepasaban y su experiencia en el manejo de los exámenes de gabinete me impactó desde un principio, yo era un médico que necesitaba a mi paciente: verlo, platicarle, repasar mis "maniobras" para buscar el diagnóstico. Ellos, sentados en una oficina y jugando con el expediente de análisis de laboratorio y sin necesidad del paciente ya "jugaban" con el diagnóstico. *Vamos a visitar al paciente de la cama 431* con probable «*mieloma múltiple*»" decían. "*¿Y ya lo sabe? ¿Cómo reacciona la familia?* pregunté, me vieron extrañados, "*No sabemos, apenas vamos a conocer al paciente*".

Pasaba las noches en vela, debía tratar de alcanzarlos no podía permitir que mi labor fuera la de "casi un enfermero" recolectando constantes, presiones arteriales, dietas, cálculos de electrolitos para sueros. Los libros se agrupaban en mi cubículo y lo que más me preocupaba era cumplir cada noche con mi rutina de estudio. Las mañanas me visitaban sin haber dormido y el trabajo del día utilizaba a un médico miedoso y callado que esperaba que su diagnóstico y tratamiento concordaran con la propuesta del grupo. Sumado a esto, el profundo e impertinente racismo de la época no me ayudaba mucho, los pacientes, principalmente las mujeres viejas no aceptaban ser tratadas por un médico que luciera tan diferente, "*No importa el tiempo que se lave, nunca va a perder ese color*" me dijo una vez una enferma que esperaba pasar a la cama de exploración, "*pero no importa, de todas maneras usted no va a tocarme, exijo ser vista por un médico de mi raza*" me felicitó por abrir los ojos, trató de engañarme con ese acento tan inglés, creí que era un médico educado.

"*El color nada tiene que ver con la educación señora, pero si gusta le pediré al Dr. Helmuth que la atienda*"

"*Por supuesto, no vaya a ser que además de lo que traigo, vaya a salir de este hospital infectada*"

"*El Dr. Nava es uno de nuestros mejores residentes, seguramente mañana lo lamentará*".

Era una enfermera rubia y guapa la que se dirigía a la enferma, yo ya había notado su presencia frecuente cerca de los lugares donde yo trabajaba.

Una vez que me hube retirado del lugar muy molesto, Carol, que así se llamaba la enfermera, me alcanzó.

"*Espero no le ponga mucha atención doctor, es una enferma narcodependiente que además tiene una alteración en el útero después de su último parto, el niño también está con nosotros, seguramente ella no está consciente de su comportamiento majadero, me apena profundamente que en mi país todavía exista esta clase ignorante de racismo*".

"*Agradezco su disculpa mi amiga, lástima que no la considero el portavoz oficial de este país, además ya me estoy acostumbrando poco a poco*" le contesté sonriendo. Herido otra vez, me dirigí a ver otro enfermo.

Desde esa ocasión noté frecuentemente a Carol cerca de los lugares donde me desarrollaba, cuando visitaba los enfermos, cuando hacía curaciones, cuando prescribía sueros para los niños, cuando dirigía las terapias de rehabilitación, pero principalmente, su presencia cuando ayudaba en las operaciones me inquietaba. Sus ojos intensamente azules no se separaban de mí y eso me hacia moverme con tosquedad y torpeza.

Una tarde un niño entró en emergencia, sólo tenía unos cuantos meses y alteración del equilibrio de pH debido a vómitos infecciosos y diarrea intensa. Cuando llegué a su cubículo noté que su expediente decía "caso crítico" y parecía que ya habían utilizado muchos antibióticos sin lograr parar la infección. Decidí utilizar algunos medios mexicanos para lograr salir de la emergencia, pasé inmediatamente una solución de electrolitos, cuya composición saqué con mis fórmulas matemáticas, pasé lentamente una solución de antibióticos y administré algo de bacilos acidófilos diluidos por vía rectal que había traído conmigo de México. Su vientre era ya arrugable y viejo y sus ojos hundidos me hablaban de la emergencia en la que se encontraba su cuerpecito. Después de 2 hrs de lucha decidí que ya no había que hacer nada más sino esperar y entubar para facilitar la aereación. Como mi cuarto era lejano me senté a su lado a observarlo y esperar la reacción de su tratamiento. El cansancio me venció y sin darme cuenta me quedé dormido. El llanto del niño me despertó y al notar su tipo de llanto, me levanté contento a auscultarlo, el niño lloraba de hambre.

"Gracias Doctor, ya me lo habían desahuciado me dijo una voz a mis espaldas"

Cuando me volví, me encontré una cara familiar que no supe de momento dónde la había visto.

"No tiene que dar las gracias, con mucho gusto hago mi labor, afortunadamente el buen D. nos ha ayudado"

Se acercó a mí y sin que me diera cuenta quiso besarme las manos, las retiré inmediatamente como un reflejo

"¿No ha notado que están manchadas?"

"Para mí son mágicas, que D. lo bendiga"

Como no tenía la costumbre a ese tipo de situaciones salí rápidamente para librarme de las manifestaciones de la madre.

Algunos días después, cuando repasaba unos expedientes se

presento Carol con una caja de Chocolates.

"Cuando los abra espero me regale uno, son de la madre del paciente que atendió en la cama 245" dijo mientras me entregaba la caja *"¿Notó algo raro en ella?"*

"Su cara me pareció familiar"

"¿No reconoció a la misma mujer que lo insultó la semana pasada? Era la madre de ese niño. Como no tiene Seguro médico, ahora quiere aunque sea, invitarlo a comer cuando salga".

Tantas veces te habían herido Luis, que ya no podías transigir con la gente, tú sabías por propia experiencia que de todas las bestias, la más cruel es el hombre, pero igual que con todas ellas, con paciencia y dulzura puedes obtener que te den la pata.

En el comedor, solía sacar mi charola y escoger mi comida, me separaba lo más que podía de todos y me dedicaba a comer sin siquiera levantar la vista de mi libro de medicina

"¿Puedo sentarme con usted? O en su país los médicos no comen con las enfermeras"

"Por favor, sino tiene otro lugar para sentarse hágalo, prometo no importunarla"

"Es precisamente su conversación la que busco"

La miré extrañado, era una mujer indudablemente hermosa, más de un médico noté que la había mirado con insistencia, no entendí la razón por la que quisiera sentarse con un "minusválido" de vitiligo como yo me consideraba.

"Aunque siempre he convivido con médicos, no estoy acostumbrada a encontrarlos con la amplia cultura que en usted adivino. ¿Cuántos idiomas habla? ¿Sus padres son totalmente mexicanos? Perdón, los mexicanos que conozco solamente han sido lavaplatos o albañiles, pero siempre ha sido gente que me ha sorprendido por su insistencia de lograr el "sueño americano".

"Siempre conoció a la clase débil, desafortunadamente aquí viven económicamente mejor que en mi país, pueden además enviar algunos dólares para ayudar a su familia. Esa pobre gente en total ya representa la segunda entrada económica de México. A pesar de todo lo que sufren. Contestando a su pregunta habló 4 idiomas, estudio el quinto y a diferencia de ellos a nosotros nos cuesta cada centavo que aquí gastamos. Y no, mi familia no es totalmente mexicana, pero es un tema que prefiero mantener sin tocar.

"Pero al menos tiene para pasar sus fines de semana con lo que aquí de compensación le pagan"

"Tengo éste fin de semana libre y espero ir a conocer New York si mi economía me lo permite"

"Si yo lo invitara seria más adecuado, yo también estoy libre este fin de semana y buscaba un lugar a donde ir, además conozco profundamente New York, podría ser su Virgilio."

"En mi país las mujeres nunca invitan y pagan, si me permite pagar mi parte estoy tentado a aceptar su oferta"

"Entonces vamos a la holandesa y cada quien paga su parte"

"En mi país decimos a la americana" Le contesté sonriendo.

Con qué inquietud pasaste los días que faltaban para llegar al fin de semana, con qué angustia te hacías las preguntas del viaje, ¿Cómo viajarían, dónde llegarían, cómo harías las reservaciones de la noche del sábado? Obviamente deberían ser dos recámaras, dejarías que ella pagara su habitación? ¿Cuánto tenías para las comidas? ¿Aceptaría ir contigo al Metrópolitan que era lo que soñabas desde hace muchos años? ¿Y el Gugenheim y el Museo de arte Moderno? ¿Y los Cloisters? ¿Tenías que ayudarla a cruzar las calles tomándola del brazo como se hacía en México? ¿Deberías separarle la silla y ayudarla a sentarse? El corazón no te cabía en el pecho y el cerebro se negaba a concentrarse en los libros de estudio. Luis esto era para ti una nueva y temida experiencia. Buscaste entre los libros de tu madre que siempre llevabas contigo "El Primer Testamento y El Carreño" y no podías dejar de sonreír cuando notaste lo anticuado que era el Carreño, terminaste riendo de buen carácter cuando lo leíste.

Salimos en tren para New York, ella lucía natural y satisfecha del viaje, yo consideré que realmente le gustaba la ciudad; yo, nervioso y torpe buscando dentro de mí con angustia temas de conversación y cada vez que lo encontraba tartamudeaba y sólo alcanzaba a sonreír, seguramente ella pensaba que en el fondo a pesar de lo que aparentaba yo era un idiota.

Llegamos a tiempo para ir al Museo y de inmediato tomamos el subway que nos llevaría a Central Park en quinta avenida, caminamos por la orilla del parque y yo gozaba el aire que nos golpeaba la cara, la avenida tan lujosa para ser una ciudad moderna, y la multitud que encontrábamos a nuestro paso, compuesta sobre todo de gente que ya había visitado el museo. Tomamos unas fotos de ella, porque yo nunca permitía que mi cara fuese reproducida aunque ahora ya no tenía manchas en ella y después visitamos varias salas de pintura, la permanente clásica, la de arte moderno y yo no podía creer la riqueza que ese museo albergaba. Carol se cansó de tanto caminar y como yo insistía en visitar la sala egipcia me propuso que ella saldría a sentarse en el lobby mientras yo la visitaba, cosa que me tomó al menos otra hora hasta cuando ya casi cerraban el museo. Después, Carol propuso comer en un restaurante que era el prototipo de un restaurante neoyorquino, pero antes quería enseñarme el Hotel Plaza y tomaríamos una sola copa en el "tearoom" que aunque caro, era necesario que yo conociera.

"Platícame tu experiencia de la sala egipcia que parece tanto haberte gustado"

"Yo nunca, ni en el British Museum había visto un Display tan bien logrado, un río Nilo que rodea al templo de Dendera Anubis y Orus a la entrada, en el Peristilo los jeroglíficos tan claros y precisos llevando la oración del Faraón a los Dioses y en forma displicente la reproducción de los papiros saliendo del Nilo, a lo lejos y detrás del templo las arenas del desierto. Nunca he estado tan fascinado de ver una reproducción..." La risa de ella cristalina y clara me interrumpió, sentí pena, creí que me había sobrepasado.

"Que te parece tan gracioso" dije apenado.

"Perdóname, nunca había oído describir esa sala con tanta vehemencia, de tus ojos salía luz como si de veras estuvieses viendo Egipto. A mi me pareció un display con imaginación pero nada más, tal vez es porque yo no conozco Egipto. ¿Tú has estado?"

"No, pero he leído tanto y me interesa tanto Egipto que es como si ya lo conociera, sobre todo la reconquista del bajo Egipto, por los tebanos cuando estaba en poder de los Hicsos uno de mis autores preferidos es Christian Jacq, pero escribe muy lentamente, ya he leído todos sus libros pero ¿te estoy aburriendo?"

"Me tienes fascinada, los americanos con los que he salido solo hablan de football o de deportes en general. Quiero que un día me eduques a leer lo que lees. ¿Tienes esos libros?"

"Tengo todos, aquí tengo algunos, pero en México tengo toda la colección ¿Lees en francés?"

"Ni siquiera puedo decir que domino el Inglés, a diferencia de ti, yo hablo

el americano"

"Eres una mujer muy hermosa, pero no te queda ser tan modesta, con tu cara y porte podrías pasar por una reina"

"Ya debemos ir a descansar, mañana tenemos un día agitado si queremos cubrir todo lo que te habías propuesto, pedí a una amiga que nos permitiera dormir en su departamento".

"Yo te tengo una sorpresa, hice reservación en un hotel, pero no te preocupes ya la pagué con mi tarjeta, no van a cobrarte nada".

Llegamos al hotel Barclay como a las once de la noche, había separado dos recamaras vecinas, la acompañé ceremoniosamente a la suya y al darle la llave le besé con pena una mejilla.

"Recámaras separadas?, ¿Estás loco? Mientras me besaba en la boca. Yo empecé a temblar sin control en todo el cuerpo.

"¿?"

"Es que... voy a ser inadecuado, nunca lo he hecho"

"Nunca lo has hecho con una mujer o nunca lo has hecho"

"Siempre estuve manchado, realmente soy virgen"

Sus ojos se abrieron como platos, después, su cara se llenó de alegría

"Los dos tenemos algo que enseñarnos"

¡Qué dulce y que nuevo puede ser un acto de amor!, nada comparable a lo que se ha leído o visto en las películas sucias ¡Qué hermosa experiencia explorar ambos los lugares más íntimos del cuerpo, fundir en un solo ente lo que nació separado, sentir el aliento del otro ser recorrer el cuerpo, despertar el ánimo tanto tiempo dormido, querer fundirse sin separarse jamás, pasar la mano sobre una piel suave y desconocida y frenarla de pronto asido por la otra mano y después, rendidos por el cansancio y la experiencia quedarse ligeramente dormidos!

Pasamos mucho tiempo juntos, ninguno de los dos hizo intento de levantarse ni de hacer planes para el otro día, estábamos uno en brazos del otro y la luz se filtraba apenas entre las cortinas, volvimos a amarnos, a respirar callados, a mirarnos largamente.

La vida te premiaba Luis y tú se lo agradecías, todos tus sufrimientos de pronto desaparecían, volvías a nacer, elevar tu espíritu y gozar el aire que se respira. Ahora nada puede hacerte llorar otra vez, valió la pena tanta espera.

Pobre de ti, nada sabías. No adivinaste entonces que tal vez hubiese sido mejor morir en la ignorancia que sufrir un desengaño y sumarlo a lo que ya habías padecido.

El hospital cambió su imagen, se convirtió en el nido amoroso de encuentros dulces, el trabajo y el estudio no eran más que momentos que separaban mi verdadera vida, la misma cara de los médicos y pacientes se volvió agradable, no había ninguna duda, nunca había sido feliz y ahora que conocía la felicidad no podía asimilarla, las conferencias de la especialidad que había escogido me sorprendían vagando mentalmente en el infinito y los demás que ya habían notado mi inclinación al estudio se sintieron extrañados porque pcr primera vez no interrumpía, no preguntaba, no estaba siquiera presente. Fui llamado a la semana siguiente a la oficina del Dr. Schwartz.

"Estoy preocupado por ti, Luis, tiene una semana que no estas con nosotros, hace una semana que no solo te noto ausente sino totalmente ensimismado en algo que no alcanzo a entender, temo que en una de tus guardias puedas cometer algún error irreparable, es más, por primera vez encontramos deberes que te hemos encomendado que ni siquiera han sido elaborados. ¿Estas enfermo? ¿Qué te pasa?, ¿Puedo ayudarte en algo? Aunque soy tu jefe, me considero también tu amigo. Te he observado desde tu llegada al hospital y sinceramente tu trayectoria era intachable, a tal grado que estaba por proponerte que te quedaras con nosotros una vez terminada tu residencia".

"Perdone usted doctor, agradezco de infinito sus palabras, no tengo excusa si he cometido alguna falta en mi trabajo, le ruego que si así es, me aplique el castigo conveniente. No he podido evitarlo. Estoy pasando por algo que nunca antes había tenido, debo asimilarlo, acostumbrarme y volver a dar prioridades. Mi vida total ha dado un vuelco con el que no contaba"

"Sin embargo no luces triste, yo diría que más bien luces atolondrado."

"No sé si atolondrado sea el término para designar lo que siento y por lo que estoy pasando, nunca antes lo había experimentado y es un sentimiento nuevo para mí. A pesar de las 24 hrs. del día me falta tiempo para satisfacerme de este sentimiento, no puedo pensar en otra cosa de momento, seguro estoy que al acostumbrarme volveré a ser el mismo de antes, bueno no, me corrijo tal vez un ser más dedicado genuinamente ¡Es tan difícil liberarse de los complejos con los que se ha vivido tantos años!, que cometí el error de dedicarme de lleno a gozar

esta nueva faceta. Pero le prometo que trataré de no mezclar mis sentimientos personales con los deberes de mi trabajo".

Schwartz sonrió amablemente y se levantó dando por terminada la reunión.

"No te entiendo pero te creo, te tengo profunda confianza y sé que no me defraudarás en ningún momento. Ve a lo tuyo, y si es algo hermoso entonces sin lesionar al hospital gózalo".

Pocas veces viví tan intensamente, a pesar de la llamada de atención mi carácter cada día se alegraba más, las enfermeras me vieron sonreír frecuentemente, los enfermos me buscaban por mi carácter afable y yo mismo no podía dejar de admirarme en el espejo ¡Qué cambio tan profundo! ¡Qué cielo tan azul! ¡Qué lago de Connecticut tan hermoso! Si tenía que hacer guardias a pesar del cansancio tarareaba la sonatas de ColPorter y la gente me miraba. ¡Cómo me gustaba que la gente me mirara!

Durante varios meses vivimos intensamente nuestra relación. En cuanto a mí, apenas terminaba mis tareas buscaba a Carol y pasábamos largos momentos juntos, o salíamos a cenar en un restaurant pequeño o revisábamos juntos los casos que se nos habían asignado, los frutos de nuestro trabajo empezaron a mejorar a medida que pasaba el tiempo

Y la preocupación de nuestros jefes poco a poco fue disminuyendo.

"En quince días es thanksgiving y es una ocasión muy importante en éste país, la familia cuando está separada busca por todos los medios reunirse para celebrar este día religioso-nacional. Y mi familia que es tan conservadora no es la excepción. "¿Que piensas hacer ese día?, no te gustaría ir a Denver conmigo? Yo sería feliz si me acompañaras".

"Aunque en mi país no es una ocasión que se festeje de todas formas conozco la tradición gracias a mi amigo Dick, que es un americano mormón de Salt Lake City- ya he festejado dos veces esa ocasión por lo que no me es desconocida. ¿Pero es adecuado que te acompañe? Recuerda que mi presupuesto me alcanzaría solamente para dos o tres días e ir hasta Colorado no justificaría el gasto para tan poco tiempo, además ¿Cómo lo tomaría tu familia?, ¿Estarían preparados para que yo asistiera a cenar con ellos ese día?"

"¿Se te ocurre un mejor momento para hacerles conocer nuestra relación y la dirección que llevamos para el futuro?, además, no sería tan caro, llegarías a mi casa conmigo, recuerda que somos una familia americana y yo salí de casa desde los 19 años . Ellos estarán felices de notar lo que he cambiado y orgullosos de conocer al hombre que yo he elegido"

"Entonces no se hable más de esto, me prepararé y no dejaré ningún pendiente, ya el Dr. Schwartz me había comunicado que tendré una semana de vacaciones. Tengo solamente dos enfermos a quienes tengo que supervisar y dar instrucciones sobre su manejo."

La familia de Carol vivía en una zona casi rural de Denver, su casa, típicamente americana forrada y en medio de un parque lleno de pasto no cercado como se utiliza en las colonias americanas, tenía un pórtico muy acogedor decorado con algunas sillas mecedoras.

Alrededor de la propiedad una barda verde vegetal bien cuidada daba los límites de ella. Fui recibido en forma amable por los padres de Carol y de inmediato me ofrecieron una bebida caliente que disfruté en su compañía. El era un individuo calvo en sus tempranos 50 años y ella todavía reflejaba una belleza que aunque ya perdida por la edad había dado un cierto toque de distinción a su madurez. Después de unos minutos de charla y al notar que la madre se apresuraba con el arreglo de la mesa y la distribución de los platos para la cena y el que el padre no podía disimular el nerviosismo por hablar con su niñita consentida, busqué una excusa y me despedí un momento con la idea que caminaría por la avenida para conocerla.

La zona era exclusiva y como sucede en las ciudades americanas, totalmente vacía, solo de vez en cuando un coche pasaba sin siquiera notar al paseante. Caminé hasta el puente que permitía la continuación del camino sobre el brazo de un río que atraía la atención por lo limpio y cristalino de sus aguas y dando la vuelta a la manzana llegué a la pequeña iglesia presbiteriana. Esa región estaba desierta a esa hora de la noche, pero por las luces de las ventanas pude adivinar a los habitantes apurados en los arreglos de la cena y la espera de los invitados. Al llegar a la casa me di cuenta que no había tomado mucho tiempo y decidí que les daría un poco más, me dirigí al pórtico y me senté en una de las sillas mecedoras a "ver pasar la tarde". Las voces acaloradas de Carol y de su padre llegaron entonces hasta mí, intenté separarme para no oir lo que discutían, pero al notar que hablaban de mí no pude evitar sentarme y escuchar.

"Es un mexicano, nunca me hubiese imaginado que lo traerías a la casa, y menos que lo presentarías como tu novio ¿Estas loca?, en éste país alguna vez sirven sólo para ayudar con la tierra y las labores de la casa cuando se puede pagarlos, pero ¿Casarse con ellos?, ahora si estoy seguro que no solamente eres liberal sino también estúpida".

"Lamento decirte papá que no te estoy pidiendo tu permiso, solamente creí

*que hubiese sido agradable presentarte al hombre que he elegido. Tu opinión
sobre los mexicanos me tiene sin cuidado"*

*"¿Como contestas así a tu padre Carol? le has perdido completamente el
respeto"*

Intervino la madre conciliadora.

*"Prefieren entonces que nunca los visite como hasta ahora lo he hecho?,
desde que me fui no han cambiado siguen aferrados a sus tradiciones anticuadas
y a su manera de pensar obsoleta. ¿No se han preguntado porqué han perdido
a todos los hijos?"*

*"Pero ya te diste cuenta de que además de no ser igual a nosotros es además
pinto? ¿Estás segura que su enfermedad no nos contagiará? ¿Cual es el origen,
se dice que es por costumbres sexuales demasiado liberales"*

Un auto llegó y se estacionó frente al pórtico, de él bajaron el
hermano de Carol y su esposa. Tenía que saludarlos al llegar porque
seguramente se preguntarían quien estaba sentado en el pórtico. Era
tiempo de hacer notar mi presencia. Tosí fuertemente como si acabase
de llegar corriendo e hice ruido frente a la puerta de entrada. Todas
las voces se acallaron.

La cena transcurría casi en silencio cuando el papá de Carol se
dirigió a mí.

*"¿En donde estudió enfermería?, es extraño oir un acento tan inglés en un
mexicano".*

*"Luis no es enfermero papá, es médico, está de residente para obtener la
especialidad de pediatría, intervino Carol antes de que yo contestara y su acento
te asombrará porque a pesar de que no es su lengua natal la habla mejor que
muchos de nosotros, ¿Has visto como nunca usa dos negativos como muchos
americanos no bien informados de su propio idioma? Debes de saber que Luis
habla perfectamente 4 idiomas y una vez que obtenga la especialidad que él
mismo está pagando, partirá a Francia a hacer otra especialidad".*

Los ojos de todos los invitados se dirigieron hacia mí y noté la
sorpresa en la cara del anfitrión.

*"Tú nunca nos platicaste esto, seguramente querías sorprendernos
gratamente como siempre"*

*"Tú nunca me lo permitiste, Luis ha sido varias veces mi jefe cuando opera
o está a cargo de un cubículo del Hospital, debo decir que en la práctica me ha
sido frecuentemente de gran ayuda".*

"Te felicito Carol, ¿Puedo contar ahora que tal vez tengamos pronto un médico en la familia? Es algo inesperado y realmente para brindar".

"Yo no estaría de acuerdo en un orgullo tan temprano, tengo muchas cosas que hacer para equipararme con mis antepasados, soy la tercera generación de médicos en mi familia, mi padre era médico y también mi abuelo, espero que algún día tenga un hijo que continúe con la tradición"

"De todas maneras, mañana haremos Wendy (dirigiéndose a su esposa) *una reunión para los amigos del club y les presumiremos el novio de Carol".*

"Voy a lamentar mucho no poder estar presente, Carol seguramente les dijo que venía con mucho gusto a la cena, pero que hoy mismo debo regresar al hospital, pues estoy a cargo de varias emergencias"

Los ojos de Carol se abrieron como platos y las lágrimas amenazaron salir de sus hermosos ojos.

"Pero si hemos arreglado la recámara que ocupaba Carol cuando era joven para que pasaran ustedes unos días con nosotros" dijo el viejo zalamero y tratando de hacer una mirada pícara.

"Lamento no haber sido claros cuando llegamos, pero seguramente tendremos otra ocasión para presentarnos adecuadamente. Les presento mis respetos." dije mientras me levantaba ceremoniosamente de la mesa y me despedía en público de Carol.*"No quiero separarte de tu familia y el momento tan agradable que están pasando pero, ¿Podrías pedirme un taxi que me lleve a la estación del tren?* salí lo más rápido que pude para evitar que Carol explotara en llanto.

"Ya fuera de la casa me alcanzó Carol, ¿Qué sucedió Luis?, habíamos decidido quedarnos una semana. *¿Por qué de pronto cambiaste de parecer?".*

"Estaba en el pórtico cuando hablabas con tu padre, me enteré de lo que opina de mis connacionales".

"Pero ahora a virado ciento ochenta grados, hasta está orgulloso de mi elección".

"¿Acaso el ser médico me borra la vergüenza de ser mexicano? Y pinto además con una enfermedad que puede contagiarlos".

"¿No te importa acaso todo lo que te amo?"

"Te amo más que a mi vida, nunca en la vida había amado, por eso no te someteré al sacrificio de enfrentar a los tuyos, yo por mi parte ya no podría convivir con ellos voy a sufrir intensamente pero tú me ayudarás a olvidarte".

Llegó el taxi y para evitar volver a verla llorando me subí rápidamente Ya en el tren, busqué un lugar sólo y apartado lo que no fue difícil pues siendo thanksgiving casi todos seguramente ya estaban reunidos con sus familiares y en el vagón solo veníamos una familia de dos personas con su hijo que estaban muy lejos y yo que fui a sentarme al lado de una ventanilla donde fingí desde el primer momento estar interesado en el paisaje.

Que poco duró Luis tu felicidad, solamente unos cuantos meses, ya habías decidido cuando tu hermana destruyó su vida, que tanto tú como ella no estaban hechos para el amor, que destruirían a las personas que se acercaran. El dolor profundo que sentías solo era el castigo por haber faltado a la promesa que te hiciste de no buscarlo, pero aún entendiendo ese dolor ¡cómo dolía! No había una parte de ti que no llorara, tan pronto tu cuerpo se había prendado al de ella, tus pensamientos y actos solo giraban alrededor de ella, el mundo se había iluminado cuando la tuviste y ahora todo volvía a su dimensión original, te dolían tus cabellos, las uñas, el cuerpo y hasta los latidos de tu corazón rebotando en tus brazos cruzados, se notaban quebrados. No pudiste evitar que las lágrimas rodaran y de pronto, sentiste al lado de tí una mirada, era el niño de unos doce años que se había separado de su familia y te llevaba un sándwich. Sus ojos azules eran dulces cuando te lo entregó. *"Nosotros tampoco tenemos familia, pero ya no esté triste todo estará bien"* dijo y se regresó con los suyos. Tú te sentiste apenado de tu debilidad. Si estabas volteado hacia el cristal ¿Cómo pudo darse cuenta?, pero entonces notaste la trampa, el cristal te reflejaba y mostraba tu dolor, sentiste vergüenza de tu debilidad y recordaste la recomendación de tu madre, *"si vas a ser débil y a llorar hazlo de 4 a 5 de la tarde encerrado en tu recámara para que los demás no lo noten".*

De regreso a Dambury decidí quedarme en un hotelucho en el segundo piso del bar, no podía permitir que el personal notara mi desasosiego. Una vez instalado bajé al bar, sentía una gran necesidad de un tequila, pero en ese tiempo era una bebida "exótica" en Estados Unidos y tuve que conformarme con un bourbon y después con otro y con otro, pero la bebida extranjera no era muy buena medicina ¿Cuánto tiempo estuve sentado en el mismo lugar viendo hacia el lago?, ¿Cuántos vasos de bebida tomé? ¿O fue botellas? Nada de esto recuerdo, solamente estoy seguro que la bebida extranjera no era tan mala pues no sólo me hizo olvidar mi pena, me hizo olvidar el tiempo, mi dignidad mi orgullo, mis deberes ¡Qué terrible pena desenterrar algo que se creía ya olvidado!

"Cómo es posible que te encontramos en éste estado?, ¿Por qué no me

llamaste? Era la voz de Phillipe Chwartz, que se encontraba al lado de mi cama donde estaba «entubado» y ligado a la cama".

" Qué vergüenza Doctor", contesté débilmente, sólo quería dejar de sentir ésta".

" Cállate, un hombre fuerte deberías de ser y enfrentar las cosas, no trates de explicarme nada, Carol ya lo hizo, nos dió mucho trabajo encontrarte, afortunadamente en el bar te encontraron papeles y nos llamaron, pero no podrás levantarte, tienes afectado el hígado con tanto vómito y alcohol, no estamos orgullosos con tu actuación y en público no puedo mostrar mi amistad por tí, tendremos que castigarte y presentarte a la comisión del patronato del hospital".

Me dió la impresión que todavía hacia unos meses eso me hubiera devastado, ahora apenas me hizo daño. *"El dolor más grande siempre hace olvidar al dolor más pequeño"* decía frecuentemente el Dr. Negrete Herrera, refiriéndose por supuesto a casos médicos y *"No es sino hasta que ya resolviste el caso más grave que el enfermo concientiza el otro dolor",* ¡Qué razón tenía, apenas me di cuenta del conflicto en el que estaba, tal era mi miseria!

Debido a los testimonios a mi favor del Dr. Schwartz y de Carol fui "semiperdonado". El Dr. Schwartz atestiguó sobre mi seriedad y resultados en el trabajo, Carol con lágrimas en los ojos contó la causa de mi desequilibrio, también la madre del niño que salvé agradecida contó las dos historias. Solo me dieron dos meses de suspensión y que debía prolongar el segundo año de residencia.

De momento y desorientado pensé en volver a México, pero como respuesta a mi inquietud recibí carta de Dick Johnsson donde me contaba que después de leer un reportaje en la revista "Stanford" de su universidad donde se hablaba que en Francia, se usaba una vacuna autóloga mezclada con un antígeno obteniéndose magníficos resultados en las enfermedades autoinmunes había decidido invitarme a París a asistir a una consulta y me sugería que si podía obtener unos diez días de licencia podríamos aprovechar en forma turística el viaje.

"Qué difícil es obtener la amistad verdadera, casi nadie en la vida la conoce, por eso cuando se logra es lo más valioso que tenemos y debemos conservarla a toda costa"

Pocas ciudades conozco y si me puedo corregir, fuera de París ninguna, que vista sus mejores galas cuando viene la lluvia. Es imposible dejar de caminar y de mojarse bajo la música suave que crea esa atmósfera mojada. La lluvia en París no lava sino que embellece.

Adoro París bajo la lluvia, aunque adoro París también cuando no llueve, cuando calienta el sol y cuando cae la nieve.

Llegamos al quartier latín y de inmediato enseñé a Dick los barrios bohemios, los bares de cantantes, Campos Eliseos, El Trocadero, el bosque de Boloña.

Al caer la tarde de ese día, me di cuenta con terror que la mancha alrededor del ojo izquierdo reaparecía. *"Ya sabíamos que tu tratamiento era paliativo"*, dijo Dick *"No tienes que romperte las vestiduras"*.

Esa noche traté de reclamar a lo que yo conocía por eternidad, todo lo que se me había quitado en la vida, pero la imagen a la que yo le reclamaba sólo me devolvía su sonrisa pintada sobre papel "couche cubiertas". Nunca más volveré a creer. *"Hoy que todo me ha vencido, juro que nunca volveré a creer en tí ni a entregarme a nadie"*

Al otro día salí temprano a comprar el Talmud, La Tora y la historia del Rosh. En adelante solo creería lo que entendiera, a la lógica y a la razón.

TEORÍA AUTOINMUNE

El Dr. Theodore Levy nos recibió en su consultorio de la calle de Rivolí. Fue muy amable y más cuando notó que mi francés era bueno. Después de varias frases sociales y de identificación, escuchó con atención mi relato y por los tratamientos por los que había pasado, los resultados obtenidos y finalmente mi preocupación al notar que parte de lo logrado después de un problema como el que tuve, regresaba.

"Lo que me platicas me reafirma la idea que ya hace tiempo tengo de que el vitiligo cae dentro de la categoría de enfermedades autoinmunes. No dudo que mucho de lo que has hecho sea totalmente juicioso y razonable, trayéndote resultados frecuentemente que te han elevado la moral asegurándote que estabas tratando la enfermedad desde un ángulo «adecuado» pero... temo que tengo que decirte que has estado tratando los efectos del vitiligo, buscando borrar aquel signo que te molesta más que es la parte despigmentada de tu organismo. Voy a platicar contigo un momento y después te propondré una conducta a seguir;

El sistema inmunitario tiene varios centros en el organismo y tú con el alcohol y varios factores agresivos disminuiste uno que es importante para el sistema inmunitario pero vamos a recordar algunas cosas que seguramente tú ya estudiaste:

Una de las defensas más importantes del organismo es el sistema inmunitario. Los anticuerpos se producen para atacar aquello que es «extraño» para el organismo y que tiene un poder para excitar la producción de anticuerpos contra el poder antigénico de lo que lo ataca.

Así, cada anticuerpo tiene un antígeno al que va a englobar y reaccionar para destruir. Sin embargo, el organismo se «equivoca» y confunde lo propio con lo extraño y por causas desconocidas ataca al antígeno de células que son nuestras siendo capaces de penetrar en células linfoides humanas vivas y reaccionar con su antígeno con la aparición del fenómenos de apoptosis o muerte celular activa, haciendo un problema de autoinmuinidad como en la artritis reumatoidea, lupus eritematoso, esclerosis múltiple y un tipo especial de diabetes y que se originó porque el sistema inmunitario no aprendió a distinguir lo propio de lo extraño. Rompiéndose entonces el equilibrio inmunológico cuando el sistema reconoce a células propias como agentes extraños y las empieza a eliminar.

Tú has notado que toda tu problemática ocurre con ausencia de un proceso inflamatorio, probablemente experimentes prurito (comezón) pero no inflamación y es porque el proceso de los anticuerpos séricos actúan en contra de melanocitos propios de la zona de la piel afectada. Que puede ser también porque en esa área se liberaron autoantígenos".

Estamos trabajando en un protocolo que tiene como finalidad la obtención de un idiotipo 1, idiotipo que estaría caracterizado por la producción de anticuerpos que actuarían contra los autoanticuerpos, teóricamente esto se lograría si pudiéramos marcar los autoanticuerpos con una aureola antigénica. Pero no todos los autoanticuerpos de todos los organismos son iguales lo que nos lleva al problema de especificidad. En tu caso yo tomaría tu suero que contiene tus inmunoglobulinas y al mezclarlos con una vacuna las estamos haciendo que se comporten como cuerpo extraño incitando entonces al sistema inmunológico a que produzca anticuerpos para lograr el mencionado idiotipo. Desapareciendo el agresor facilitaríamos que tus tratamientos para colorear impulsen que el viaje de melanocitos de las áreas coloreadas a las despigmentadas no sea vano.

Por primera vez en las visitas con diferentes especialistas quedé profundamente interesado, si quito la causa yo puedo buscar la coloración por medios habituales o aún a través de microcirugía con implantación de autoinjertos si el área rebelde que quede es muy pequeña.

Después de la consulta le pedí a Dick que me dejara solo que yo lo buscaría posteriormente.

"¿Estás seguro, te sientes bien?, últimamente me preocupas"

"Estoy perfectamente, pero necesito platicar conmigo mismo"

Caminé hasta el Palais Royal, hasta la ópera, el café de la Paix siempre lleno de turistas era ruidoso di la vuelta y empecé a regresar. Los paseantes, a pesar de la lluvia menuda no parecían acelerar el paso y algunos volteaban y me miraban pasar. Sólo caminaba y de vez en cuando gesticulaba cuando el "otro yo" ponía un pretexto que en mi meditación me inquietaba, a veces hablaba exponiendo los pros y los contras sacados de lo que ya había estudiado. ¿Cuánto tiempo caminé? No lo sé, tampoco sé cuantas veces repasé las fórmulas químicas del ciclo de la melanina tantas veces estudiado. De pronto, una gran alegría me invadió, detrás de mí estaba la Sainte Chapelle y desde ahí alcanzaba a ver las corrientes que rodeaban la Isla de Saint Louis, ¡Qué espectáculo maravilloso ese pequeño lugar brillante y hermoso bajo ese cielo acabado de lavar!

"Así es Luis, muchos años después cuando juntando las teorías que a través de tus etapas te fuiste explicando. Aunque tu cuerpo parece totalmente del vitiligo curado, la meditación de algún problema te regresa al mismo lugar y la luz vuelve a brillar".

EPÍLOGO

Cuando regresé de París, me dediqué a utilizar los productos que yo escogí de acuerdo a las tres teorías que me habían explicado, evolucioné la vacuna que había aprendido a aplicar decidido a curarme y colorear las áreas decoloradas pero esta vez con bases totalmente entendidas y aceptadas, entonces empecé a notar que una vez cerradas las manchas no volvían a aparecer y lo más importante, el vitiligo se controló y no aparecieron manchas nuevas en ningún otro lado del cuerpo.

¡Que diferente eras Luis de aquel muchacho manchado y devaluado! Primero la cara y el cuello poco a poco las otras parte del tronco empezaron a desaparecer y al final, después de dos años de trabajo continuado e insistente, las manos recuperaron el aspecto que debían tener. Que te importaba ya tu desilusión amorosa, ahora, las mujeres te miraban y más de una persona frecuentemente te levantaba el ánimo diciéndote lo bien parecido que lucías.

Aunque la vida todavía no te ha dado todo, ya no tienes miedo cuando te diste cuenta que los genes recesivos de tu enfermedad se reproducían años después en el hijo.

Ahora sabes que puedes curarlo y que algún día ese hijo continuará tu fascinación por vencer la adversidad.

REFERENCIAS

1.   Ruiz AA, Jiménez BG, Sánchez SS et al. Apoptosis of melanocytes in vitíligo results from antibody penetration. Journal of Autoimmunity XX 2007; 1-6.

2.   Hartmann A, Brucker EB, Hamm H. Occlusive treatmen enhances efficacy of tacrolimus 0.1 % ointment in adult patients with vitiligo: results of a placebo-controlled 12-month prospective study. Acta Derm Venereal 2008;88:474-479.

3.   Brokaw JJ et al. Glucocorticoid-induced apoptosis of dendritic cells in the rat tracheal mucosa. Am Journal Respir Cell Mol Biol 1998;19:598-605.

4.   McMurray RW et al. Differential effects of sex steroids on T and B cells: modulation of cell cycle phase distribution apoptosis and vecl-2 protein levels. Pathobiology 2001;69:44-58.

5.   Whitton ME, Ashcroft DM et al. lnterventions for vitiligo. Cochrane Database Syst Rey 2006;1:CD003263.

6.   Hamzavi I, Jain H, McLean D, Shapiro J et al. Parametric modeling of narrow bant UV-B phototherapy for vitiligo using a novel quantitative tool: the vitiligo area scoring index. Arch Dermatol 2004;140:677-683.

7.   Taïeb A, Picardo M. The definition and assessment of vitiligo: a consensus report of the vitiligo. European task Force. Pigment Cell Res 2007;20:27-35.

8.   Mosher D, Fitzpatrick TB, Ortone JP. Disorders of pigmentation. In: Fitzpatrick TB, Eisen AZ, Wolf K, Feedberg IM, Austen KF (eds.). Dermatology in general medicine. New York: McGraw Hill 1993;903-995.

9.   Shallreuter KU, Wood JM, Pittelkow MR et al. Regulation of melanine biosynthesis in the human epidermis by tetrahidrobioterim. Science 1994;2631 444- 1446.

10. British photodermatology group. Guidelines for PUVA. Br J Dermatol 1994;130:246-255.

11. Korrane RV, Sachdeva KG. Vitiligo. Int J Dermatol 1988;27:676-681.

12. Taïeb A, Picardo M. Vitiligo. New England I of Medicine 2009;360:160-169.

13. Westerhof W, Nieuwebor KI. Treatment of vitiligo with UV-B radiation vs. topical psoralen plus UV-A. Arch Derrnatol 1997;133:1525-1528.

14. Njoo MD, Bos JD et al. Treatment of generalized vitiligo in children with narrow-band UV-V radiation therapy. J Am Acad Dermatol 2000;42:245-253.

15. Yones SS, Palmer RA, Garibaldinos TM, Hawk JL. Randomized double-blind tría' of treatment of vitiligo: efficacy of psoralen-UV-A therapy vs. narrowband UV-V therapy. Arch Dermatol 2007;143:578-584.

16. El-Mofty AM, El-Sawahy H, El-Mofty M. Clinical study of a new preparation in photochernotherapy. Int J Dermatol 1994;33:587-512.

17. Morrison WL. Phototherapy and photochemotherapy oí skin disease. New York: Rayen Press, 1991;158.

18. Westerhof W et al. Treatment of vitiligo with UV-V radiation vs. topical psoralen plus UV-A. Arch Dermatol 1997;1331525-1528.

19. Anbar TS, Westerhof W, Avdel RAT et al. Evaluation of the effects of NB-U-V in both segmental and non-segmental vitiligo affecting different body sites. Photodermal photoimmunol photomed 2006;22:157-163.

20. Passeron T, Ostovari N, lacaria W et al. Topical tacrolimus and the 308 n.m. excimer laser: asynergistic combination for the treatment of vitiligo. Arch Dermatol 2001;140:1065-1069.

21. Alarcón SD, Ruiz AA. Antibody penetration into living cells. Mechanisms and consequences. In: Larralde C (ed.). Molecules, cells and parasites in immunology. New York, USA: Academic Press, 1980;53-63.

22. Alarcón SD, Llorente L, Ruiz AA. The penetration of autoantibodies into cells may induce tolerance to self by apoptosis of autoreactive lymphocytes and cause autoinmune disease by disregulation and/or cell damage. J Autoinmmun 1996;9:295-300.

23. Portales PD, Alarcón SD. Llorente L. Ruiz AA, Abud MC, Baranda L. De la Fuente H, Ternyck T, González A.R. Penentrating anti-DNA monoclonal antibodies induce activation of human peripheral blood mononuclear cells. J Autoimmun 1998;11:563-571.

24. Ruiz AA, Alarcón SD. Penentration of autoantibodies into living cells. In: Conrad K, Humbel RL, Meurer M, Shoenfeld Y, Tan EM (eds.). Pathogenic and diagnostic relevance of autoantibodies update: clinical immunology. Pabst Science Publishers. Lengerich 1998;9:46-56

25. Ruiz AA, Alarcón SD. Penetration of autoantibodies into living cells, 2000. Israel Medical Assoc Journal 2001;3:121-126.

26. Ruiz AA, Pérez RB, Llorente L, Alarcón SD, Castellanos jm. Antibody penetration of anti-DNA antibodies into immature live cells. J Autoimmun 1998;11:547-556.

27. Schmidt AS, Pérez RB, Ruiz AA. LE cells result from phagocytosis of apoptotic bodies induced by antinuclear antibodies. J Autoimmun 2000;15:15-20.

28. Ruiz AA Rivadeneyra EL, Alarcón Sd. Antibody penetration into living cells: pathogenic, preventive and immunotherapeutic implications. Curr Pharm Des 2003;9(23):1881-1887.

29. Rivadeneyra EL, Ruiz AA. Cell-penetrating anti-native DNA antibodies trigger apoptosis through both the neglact and programmed pathways, Journal of Autoimmunity 2006;26:52-56.

30. Kovacs SO. Vitiligo. J Am Acad Dermatol 1998;38:647-666.

31. Alkhateeb A, Fain PR, Thody A, Bennett DC, Spritz RA. Epidemiology of vitiligo and associated autoimmune diseases in caucasianprobands and their families. Pgment Cell Res 2003;16:208-214.

32. Handa S, Dogra S. Epidemiology of childhood vitiligo: a study of 625 patients from north India. Pediatric Dermatology

2003;20:207-210.

33. Bystryn JC. Immune mechanisms in vitiligo. Clin Dermatol 1997;15:853-861.

34. Boissy RE, Manga P. On the etiology of contact/occupational vitiligo. Pigment Cell Res 2004;17:208-214.

35. Sprit RA. The genetics of generalized vitiligo and associated autoimmune diseases. Pigment Cell Res 2007;20:271-278.

36. Acta dermatológica, Julio 1998. La melagenina y los medios de la clínica mayo.

37. Amado Saúl, Lecciones de Dermatología - Vitiligo y Mal del Pinto; 128, 338.

www.ingramcontent.com/pod-product-compliance
Lightning Source LLC
Chambersburg PA
CBHW022123170526
45157CB00004B/1736